养腰活腿，
身体就轻松

吴建勋 著

黑龙江科学技术出版社

·哈尔滨·

黑版贸审字：08-2019-112

图书在版编目（CIP）数据

养腰活腿，身体就轻松／吴建勋著 . —哈尔滨：
黑龙江科学技术出版社，2019.7
ISBN 978-7-5388-9908-5

Ⅰ.①养… Ⅱ.①吴… Ⅲ.①腰腿痛—中医治疗法
Ⅳ.①R274.915

中国版本图书馆 CIP 数据核字（2018）第 275332 号

原著:養腰活腿 身體就輕鬆／吳建勳 著
通過 北京同舟人和文化发展有限公司（E-mail：mailto：tzcopypright@ 163.com）
由天下生活出版股份有限公司康健雜誌出版
授權給
黑龍江科學技術出版社在中國大陸地區發行中文簡體字版本,該出版權受法律保護,非經書面同意,不得以任何形式任意重制、轉載

养腰活腿，身体就轻松

YANGYAO HUOTUI,SHENTI JIU QINGSONG

吴建勋　著

项目总监	薛方闻
项目策划	郑　毅　赵　铮
责任编辑	郑　毅　王　研
装帧设计	新华环宇
出　　版	黑龙江科学技术出版社
	地址：哈尔滨市南岗区公安街 70-2 号　邮编：150007
	电话：(0451)53642106　传真：(0451)53642143
	网址：www. lkcbs. cn
发　　行	全国新华书店
印　　刷	雅迪云印（天津）科技有限公司
开　　本	165 mm×230 mm　1/16
印　　张	11. 25
字　　数	200 千字
版　　次	2019 年 7 月第 1 版
印　　次	2019 年 7 月第 1 次印刷
书　　号	ISBN 978-7-5388-9908-5
定　　价	42. 00 元

活用祖先智慧治腰壮腿

腰痛或腿不良于行，是大家经常碰到的问题。我每天晚餐后在社区附近散步，总会碰到拄着拐杖的邻居，或是坐轮椅的人；去逛街或购物，也常见到工作人员腰背上绑着束腰带，非常辛苦地做事。

我也常见很多人四十岁以后，腿脚不灵活，稍微多走点路就腿脚发酸、发胀，好像腿上灌满了铅，上楼梯也越来越费劲，没爬几层就气喘吁吁。在我看来这些都是衰老的最早特征。

很多中年女性只要久站，就会觉得腰酸腿痛；咳嗽时，腿还会出现放射性疼痛。如果小腿肚出现压痛更要注意，说明肠胃已经开始"罢工"了。

还有一种症状是双腿一侧发凉，即使夏天也觉得小腿肚凉飕飕。还有些人睡到半夜腿就抽筋，即使不是因为运动或受凉。也有些人出现足跟疼痛，生活品质大受影响。

我常想，如何用简单的语言让大家明白，老祖宗的养生智慧可以帮到他们，可是当我主动走向前跟他们提起中医"治腰壮腿"的话题时，多数人却半信半疑。他们宁可相信开刀打骨钉，宁可继续忍受无比的痛苦，每天花一堆时间去复健，或吃一堆安慰自己但没有明显效果的药物或保健食品，也不愿意相信我。

我国的中医研究博大精深，然而中医的教育或常识却不普及，也不够被重视。我在美国的国际社区服务基金会用英文教世界各国的大使、领事与外商公司员工眷属们有关中医针灸与养生十多年，他们反而把中国传统医学当作宝，不断地前来与我探讨。他们非常惊讶为什么不用吃药、不用辛苦复健，只用食疗、按摩、推拿、针灸、敲打经络、做做养生运动，那些经年累月治不好的酸痛或难缠的慢性疾病就康复了。这些外国人普遍认为用药与手术应该是最后一步的选择，因为药物总是有不良反应的，而手术后总难免会有些麻烦的后遗症。

衷心盼望广大读者能多了解中医常识与方法，能够充分运用穴道、食疗、运动等关键要领促进身体健康，使上班族不至于常喊腰酸背痛，老年人减少打针吃药带来的痛苦。

从中医典籍《黄帝内经》来看，中医有将近三千年的历史和经验累积，从生活的各种细节做起调理身体，这是很多人觉得中医疗法副作用较小的原因。本书中不管是在食疗、穴位或中药使用方面，均用最直白的方式来讲解防治腰腿问题的方法，简单易学，只要跟着本书做，那些难缠的腰酸背痛的老毛病，可能很快就会迎刃而解了。

第一篇

总说

腰腿痛是年过四十最常见的毛病·················· 1

第一章　三大类腰痛····························· 5

第一节　寒湿腰痛····························· 6

第二节　肾虚腰痛····························· 8

第三节　外伤腰痛····························· 13

第二章　三大治腰穴位　肾俞穴、腰阳关穴、委中穴 ········· 16

第三章　艾灸　最适合慢性腰腿痛 ················ 20

第四章　委中穴放血　作用迅速 ················· 22

第五章　踩踏竹筒　等同较强的足底按摩 ············ 23

第六章　我家的故事　治母亲腿痛的同时气喘也改善 ········· 25

第二篇

日常生活保健

腰腿好人不老·································· 31

第一章　最有用的改善腰腿痛的简单运动 ············· 32

第一节　蹲功的妙处：使腰腿部筋骨肌肉恢复年轻·········· 34

第二节　走路壮腰腿·························· 36

第二篇

第四篇

腿痛缓解

穴位说明与食疗 ·············· 129

总说

腰腿痛是年过四十最常见的毛病

传统中医学早在两千多年前已对治疗腰痛积累了丰富的临床经验，例如《黄帝内经》中的刺腰痛篇四十一，就讨论了 15 种由各种经脉病变所引起的腰痛，以及内外统一的整体观念。

人的脊柱由33块椎骨借韧带、关节及椎间盘连接而成，从侧面看呈S形，其在延伸至臀部之前向内弯曲，若姿势不良、肌肉长期紧张或突然的剧烈动作，以及受到某类疾病（子宫发炎、内脏下垂、肿瘤、骨刺、骨关节炎、肾病等）、某些药物副作用、意外碰撞、职业伤害、环境潮湿、身体内部湿重、久坐、久站、提拿重物、手术后遗症等影响，都可能引发腰部疼痛。

双腿就像人体的承重墙，含有身体最大、最结实的关节和骨头。70%的活动和能量消耗都要由腿完成。科学家认为，从走路便可判断人的健康状况。老年人每次走的距离越长，速度越快，走得越轻松，那么他们的寿命就可能越长。

而且腿部肌肉强劲的人必然有一颗强有力的心脏，因为腰腿功能强、经络传导畅通，气血就能顺利送往各个器官，特别是心脏和消化系统。

现代医学能够确切找到的腰痛的原因只占15%，椎间盘突出、老化（椎间板退化、骨质疏松）、脊椎骨间隙不平均、腰部筋膜炎、肌肉疲劳、运动不足（造成肌力低落）、抽烟（尼古丁会使血管收缩）、压力等都会造成腰痛，但有高达85%的腰痛无法查明真正的原因。

传统中医学早在两千多年前已对治疗腰痛积累了丰富的临床经验，例如《黄帝内经》中的刺腰痛篇四十一就讨论了15种由各种经脉病变所引起的腰痛，以及内外统一的整体观念。

《黄帝内经》是我国现存较早的一部中医理论著作，大约在先秦至西汉时期写成。全书分为《素问》和《灵枢》两个部分，以黄帝与岐伯、雷公一问一答的形式讲述了人体的生理活动、病理变化、诊断和治疗等，主张"不治已病治未病"，也就是现代人所推崇的预防医学，主张养生、摄生、益寿、延年，是古代人民智慧的结晶，也为中医学的形成及发展奠定了深厚的理论基础。

《黄帝内经》刺腰痛篇四十一提到："足太阳脉令人腰痛，引项脊尻背如重状，刺其郄中。太阳正经出血，春无见血。少阳令人腰痛，如以针刺其皮中，循循然不可以俯仰，不可以顾。刺少阳成骨之端出血，成骨在膝外廉之骨独起者，夏无见血。阳明令人腰痛，不可以顾，顾如有见者，善悲。刺阳明于胻前三痏，上下和之出血，秋无见血。足少阴令人腰痛，痛引脊内廉。刺少阴于内踝上二痏，春无见血，出血太多，不可复也。厥阴之脉令人腰痛，腰中如张弓弩弦。刺厥阴之脉，在腨踵鱼腹之外，循之累累然，乃刺之，其病令人善言默默然不慧，刺之三痏。"

人体经脉犹如错综复杂的交通路线，但大半会经过腰腹，当局部气血凝塞即循环不良，就会造成腰痛。

也就是说，腰痛与体内许多经脉中的某一段不通畅有关，例如通行背部的足太阳经、走身体侧面的足少阳经、走身体前中线两侧旁及

3

腿部外侧缘的足阳明经、走腹部一圈的带脉、走腿部内侧中线旁到达腰腹的足太阴脾经与足厥阴经等。我们如果能从身体经络所经过的"关键处"，也就是"穴位"，使其气血畅通，往往就能对调治腰痛得心应手。

医生多建议腰痛症状较轻的人：常找空隙时间休息、热敷腰部、用先蹲低膝盖再弯腰的方式取物、仰卧时膝弯下要垫一个小枕头或厚毛巾、洗碗时一脚踩着小板凳、开车一小时下车做伸展运动等。

对于腰痛较严重的患者，医生会给予镇痛消炎药、肌肉松弛剂、维生素补充剂，且施以物理治疗，如热疗、牵引、支架等，或以手术改善。此外还建议患者每天至少散步30分钟，走的时候要双手摆动，以增强腹肌与背肌的功能，减少腰椎的负荷。

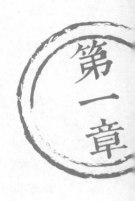

三大类腰痛

腰部毛病大致可分为三类，通过对三大穴搭配其他辅助穴施以针灸、按摩的方法，再搭配食疗、运动及中药调理，假以时日，各类腰痛多可得以缓解，也能预防其他问题。

针灸传统医学一般将腰部毛病分为三类，以下为各类腰痛的症状以便对症下药：

寒湿腰痛——阴雨天发作更甚，腰冷如冰。

肾虚腰痛——酸软无力、过劳加剧。

外伤腰痛——痛处固定不移，转侧时更痛。

第一节　寒湿腰痛

起因：常坐卧在湿冷之地，或冒雨涉水，或劳动出汗很多时受到寒湿之邪，或经常吃冷饮、吹冷气所致，湿邪夹杂留而不去，阻塞体内经络，以致气血循环受阻，导致发生腰背重痛，不能俯仰，或痛连到臀部下肢，患部肌肉拘急（肌肉紧张或抽搐），常觉寒冷，一遇阴雨天更加重。

除要活用三大腰痛主穴（肾俞穴、腰阳关穴、委中穴）外，再加上特别能帮助除去寒湿的配穴：大肠俞穴、关元俞穴。

大肠俞穴

【说明】

出自《针灸甲乙经》，属于足太阳膀胱经，是大肠的背俞穴，内应大肠，是大肠之气在背部输注、转输之处，是治疗大肠病症与腰痛的要穴。

【位置】

在第四腰椎棘突下再往左或右旁开二指处。

【主治】

主治腰脊酸痛、腰腿痛、下肢痿痹、腹胀、便秘、肠鸣、泄泻等。

关元俞穴

【说明】

关元俞，出自《太平圣惠方》*，属于足太阳膀胱经，与任脉的关元穴相

养腰活腿，身体就轻松

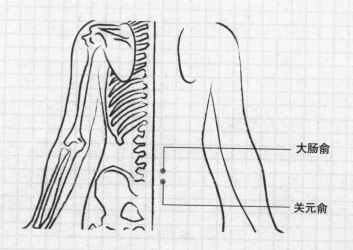

大肠俞

关元俞

应（俗称丹田处），是人体元阳之气在背部输注、转输之处，是治疗虚衰的要穴。

【位置】

在第五腰椎棘突下再往左或右旁开二指处。

【主治】

主治腰痛、腿痛、腹胀、泄泻、尿床等。

【做法】

在下腰两侧，即左右臀部上半部（两侧骼骨顶点之间，第四及第五腰椎的左右），以大拇指用力按压数次，每次压30秒以上，一日按数次。或用拳头下缘以柔劲敲打此处5分钟，一日敲数次。

注：《太平圣惠方》，简称《圣惠方》，是北宋王怀隐等人奉皇帝命令将收集到的一万多个药方编纂成的方书，全书共100卷。

可多吃能除湿利水的食物如山药、鲈鱼汤（鲈鱼与姜丝炖汤）、热的薏仁浆、茯苓糕、鲤鱼汤、鲫鱼汤、冬瓜姜丝汤等，不适症状就会有明显的改善。

第二节　肾虚腰痛

现代人房事过于频繁或晚睡熬夜、工作透支体力等，以致精气耗损，使腰部经脉濡养不够，因而腰痛。

主诉症状是腰痛酸楚，经久不愈，精神倦怠，膝软无力，过劳时更加剧烈，躺下来休息后可缓解。

肾虚腰痛又分为"肾阳虚"腰痛与"肾阴虚"腰痛两种情形。

肾阳虚腰痛

偏向于肾阳虚的人，下腹部两侧容易抽动，面色晄白，手足冰冷。除活用三大腰痛主穴外，肾阳虚腰痛者需再加上特别能帮助补肾阳的配穴，如命门穴、腰眼穴。

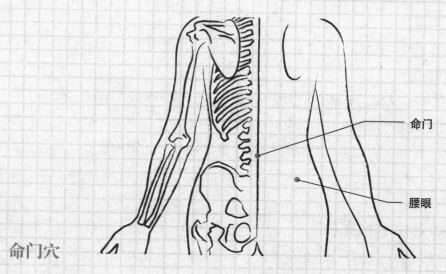

命门

腰眼

命门穴

【说明】

出自《甲乙经》，属于督脉穴位，位于两肾中间。肾藏精，是生命之根、先天之本，此穴比喻关乎生命之门，所以叫作命门穴。

【位置】

在第二腰椎棘突下（肚脐正后方）。

【主治】

主治腰痛、脊椎强硬、消化不良、泄泻、月经不调、阳痿、遗精等。

腰眼穴

【说明】

属于经外奇穴，有治疗腰痛、频尿、月经不调等症状的奇效。

【位置】

在第四腰椎棘突下往左或往右四指半宽处。

【主治】

主治腰酸、腰痛。

【做法】

可在后中央线、后腰心（肚脐正后方）及下腰两侧（趴在床上时，下腰的两侧通常会出现凹窝），以大拇指用力按压数次，每次压30秒以上，一日按数次。或用拳头下缘以柔劲敲打此二处各5分钟，一日敲数次。

吴医师食疗 小贴士

多吃能补肾阳气的糖炒栗子、红烧海参、山药莲子汤、鲈鱼汤等，腰酸症状就会有明显的改善。

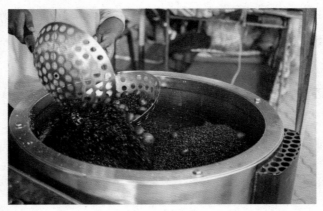

肾阴虚腰痛

偏向于肾阴虚的人，心烦失眠，口燥咽干，面色潮红，头顶、手心和脚心烦热。除三大主穴外，肾阴虚腰痛者需再加上能帮助清虚热、补肾阴的配穴——志室穴、太溪穴。

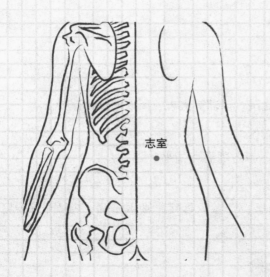
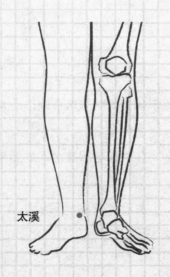

志室

太溪

志室穴

【说明】

出自《甲乙经》，属于足太阳膀胱经，《黄帝内经》指出，肾是藏志之室，与肾俞穴相通，所以叫作志室。

【位置】

在第二腰椎棘突下旁开三寸（约四指宽）处。

【主治】

主治腰膝酸痛、水肿、小便不利、频尿、遗尿、月经不调、阳痿、遗精等。

太溪穴

【说明】

出自《灵枢》九针十二原篇，属于足少阴肾经。太溪是山之谷通于溪，溪通于川，肾藏志而喜静，出太深之溪，以养其大志，所以叫作太溪穴。

【位置】

在内踝与跟腱之间的凹陷中，与内踝高点相平。

【主治】

主治腰脊痛、月经不调、阳痿、遗精、耳疾、咽喉干痛、咯血、气喘、失眠等。

【做法】

可在后腰心的两侧（肚脐正后方），及脚内踝后方凹陷处，以大拇指用力按压数次，每次压30秒以上，一日按数次。或用拳头下缘以柔劲轻轻敲打此二处各5分钟，一日敲数次。

吴医师食疗 小贴士

多吃能补肾气的烧仙草（无糖最佳）、海带芽汤、低糖黑豆花等。

第三节　外伤腰痛

腰脊及颈僵硬，腰痛的地方固定不移，手按或转侧时更痛。

除活用三大腰痛主穴外，再加上配穴委阳穴、腰俞穴、水沟穴来针灸或按摩数分钟。

委阳穴

【说明】

出自《灵枢》本输篇，属于足太阳膀胱经。"委"就是"曲"，当屈曲膝关节时，这个穴位于委中穴的外侧少许，外侧为阳，所以叫作委阳穴。

【位置】

在膝盖正后方的腘横纹的中央（委中穴）外侧，股二头肌腱内缘。左右各有一穴。

【主治】

主治腰脊强痛、腿部痉挛疼痛、水肿、小腹胀满、小便不利（量少且排出困难）。

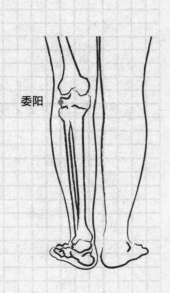

委阳

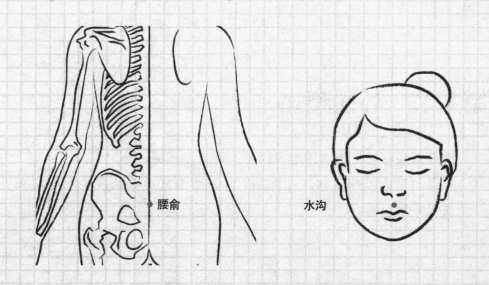

腰俞　　　　　　　　水沟

腰俞穴

【说明】

　　属于督脉穴位，出自《素问》缪刺论篇，腰是肾之府，本穴是肾精气所经过的地方，又是治腰的重要腧穴。

【位置】

位于骶管裂孔中，全身只有一穴。

【主治】

主治腰脊强痛、下肢痿痹、痫症、月经不调、痔疾等。

水沟穴（人中穴）

【说明】

出自《甲乙经》，属督脉穴位，居于鼻柱下沟中央，这个穴位夹于手阳

　养腰活腿，身体就轻松

明大肠经与足阳明胃经之中，犹如经水交汇，所以叫作水沟穴。

【位置】

位于人中沟中的上1/3与2/3的交界处，全身只有一穴。

【主治】

主治腰脊强痛、昏迷、中风、癫狂、痫症、躁郁症、小儿惊风、口眼㖞斜、面肿、牙关紧闭。

【做法】

可在委阳、腰俞及水沟处，以大拇指用力按压数次，每次压30秒以上，一日按数次。或用拳头下缘以柔劲敲打此三穴5分钟，一日敲数次。

吴医师食疗 小贴士

多吃能化瘀止痛的炒红凤菜、清烫韭菜、山楂糕，常饮山楂干茶、杜仲茶（杜仲25克，水10碗，最小火煎一个半小时以上；或到药店、超市购买杜仲茶包泡来喝）等，腰痛症状就会有明显的改善。

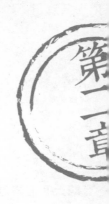

三大治腰穴位
肾俞穴、腰阳关穴、委中穴

腰痛时宜在足太阳膀胱经和督脉上施以针灸或按摩、敲打数分钟，各种腰痛症状都可用肾俞穴、腰阳关穴、委中穴作为主穴，再依照个别症状酌加配穴。

也就是说，当你碰到腰腿痛，不论任何状况，只要先敲打、按摩或针灸肾俞、腰阳关、委中这三个穴位，疼痛症状马上就会好一大半。刺激这三个穴位是历朝历代中医总结出的宝贵的临床经验，再加上近代数百位名中医前辈用经验所归纳出最有效的穴道，几乎涵盖了对各式各样腰腿问题的处理方法，可见这三大穴多么重要，多么管用。

要注意的是，左右穴位一起算共有五个穴位，这五个位置要一起按摩、敲打或针灸，才能发挥最大的功效。

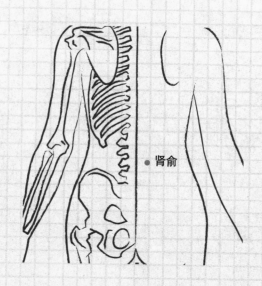

●肾俞

肾俞穴

【说明】

出自《黄帝内经·灵枢》背俞篇，属于足太阳膀胱经。这个穴位与肾脏相应，是肾的背俞穴。"俞"念shù，通"输"，意思是转输、运输、交通、传输的意思，是治疗肾腰病的要穴。

【位置】

位在腰部，当第二腰椎棘突下（肚脐正后方），向左或向右旁开一寸半（约二指宽处），左右各有一穴。

【主治】

主治肾虚腰痛、遗精、阳痿、精冷无子、遗尿、耳鸣、耳聋、目昏、月经不调、白带异常等症。

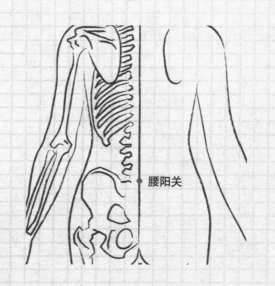
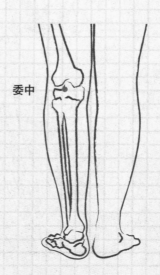

委中

· 腰阳关

腰阳关穴

【说明】

出自《黄帝内经·素问》气府论篇，属督脉。

中医将人体的颈、胸、腰椎分为三关：颈（风寒关）、胸（气血关）、腰（寒冷关）。腰阳关穴就在第四腰椎，正好处于寒冷关的中间地带，也是阳气通行的关口。阳关就是整个背部化气助力之用于外，关系全身的阳气强壮力的出入，是督脉阳气上通于命门、通背化气的关要，所以叫作腰阳关。换句话说，它是腰背力量所系之根的基础，可见其多么重要。

当你感到后背发凉时，常因腰阳关穴的经络不通，导致阳气无法上升。若打通了腰阳关穴，阳气可顺行而上。

【位置】

位于第四腰椎棘突下，约与髂嵴相平，全身只有一穴。

【主治】

主治腰骶痛、下肢痿痹、月经不调、阳痿、遗精等。

委中穴

【说明】

出自《黄帝内经·灵枢》的本输篇，属于足太阳膀胱经。委中的意思是委寄于腘窝的中央。

【位置】

委中穴在腘窝横纹中央（站立时膝盖正后方肌肉突起处的中央），左右各一穴。

【主治】

主治髋关节活动不利、腰痛、膝盖周围抽筋、下肢痿痹、半身不遂、上吐下泻、丹毒、流行疫病感染等。

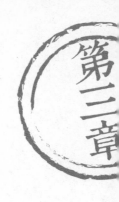

第三章

艾灸 最适合慢性腰腿痛

　　针灸在外国人眼中是一种非常神奇的自然疗法，不用吃药就能够有明显的治病效果。

　　其实针与灸是两种不同的治疗手法。针，是用一次性的消毒钢针刺入穴道，产生连锁反应。灸，则是用艾草点燃后在穴道上熏灼，以热能刺激穴位。医学上研究发现，不管针或灸都有改善循环、镇痛、消炎、活化关节、调节内分泌、兴奋或抑制内脏功能、产生脑内啡等多样化的作用。

　　不过，针比较偏向于"清"的作用，灸则偏向于"补"的作用，大部分长期的腰腿痛都会变成虚证或慢性病症，非常适合以灸来改善，相比于"针"需要比较专业的技术，一般读者无法掌握等特点，灸法只要接近穴位就能产生作用，不需要严格的技术。

　　明朝李梴编撰于1575年、影响力颇广的综合性医书《医学入门》指出："凡病药之不及，针之不到，必须灸之！"这说明了灸法可补药疗和针疗的不足，是一种常用且重要的自然养生疗法。从经济方面来

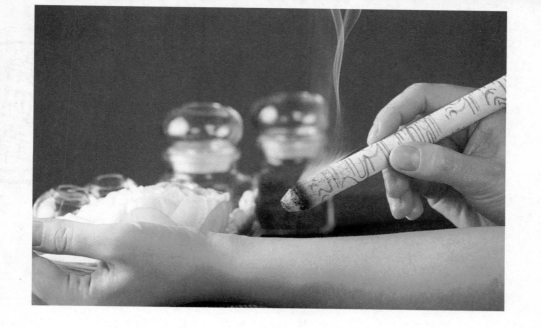

说，一盒艾条（十根艾条）才二三十块钱，便宜又好用。唯一要注意的是，艾灸时烟灰不要乱弹，尤其不要弹进垃圾桶，以免引起火灾，**应准备瓷盘或钢铁制品盛些水来存放烟灰或熄灭艾灸条**，施治时专心灸治穴道，不要分心，避免与皮肤接触太近，灼伤皮肤。

将艾条点燃后，手掌根靠在穴位附近，以燃烧的艾头接近穴道，以患者感觉热、微微刺痛为原则，可用雀啄方式进行，即将艾条一上一下刺激穴道，像麻雀在地上捡拾东西吃一样。换句话说，当艾条往下接近穴位时停一下，有烧灼热痛感便往上抬手，再重复接近、离开皮肤穴道。这样就不会感觉太烫或烧伤皮肤。以艾条在穴道周围画小圈圈，也能产生作用。

　　每个穴位持续灸5～10分钟，每日1～2次，轻症约灸一星期，久病者治疗两个月左右。

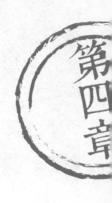

委中穴放血 作用迅速

委中穴在膝盖正后方肌肉突起处中央处（腘窝横纹中央），主治髋关节活动不利、腰痛、背痛、膝盖周围抽筋、下肢痿痹、半身不遂、上吐下泻、丹毒、流行疫病感染等。左右各一穴。

这个穴道特别适合急性的、发炎的、发热的毛病，换句话说，在刚扭到腰腿、撞到腰腿、摔到腰腿、体内有发炎、痛点很明显、一直在痛等等状态下，我们可到西药房购买酒精棉片、采血片（采血针），撕开酒精棉片在委中穴消毒后，以采血针浅刺两三下，挤出五滴血，左右腿的委中穴都放血，可迅速释放体内的不良物质，改善症状。假使在浅刺几下后，再用拔罐器拔出更多的恶血瘀血，效果更佳。

拔罐器可在经络，或在贩售中医药器材的商店购买。

在此要提醒读者，如果自己用针、用灸或用放血、用拔罐，症状都无法消除或减轻时，请前往医疗机构由专业医师作进一步检查或治疗，以免延误病情。如果自己行放血疗法有所担心，也可直接请专业医师进行施治。

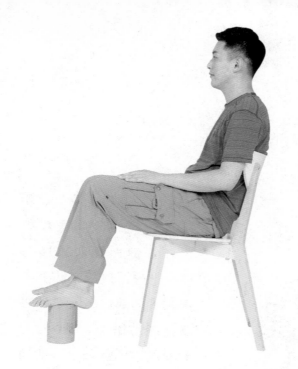

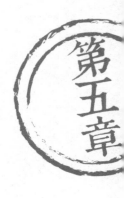

第五章

踩踏竹筒 等同较强的足底按摩

竹筒，一般用来放文具或筷子，但古时候竹筒是练武人士很好的站桩器具，除了平衡训练之外，竹筒圆形的空间能排除病气，和谐所有系统。

坐姿，双脚踩竹筒，腰腿支撑好，身体会自然微挺往上拉抬，保持此姿势一段时间，腰腿的气血就运行顺畅了！

平常只要您有时间，坐下来光脚，把脚底中间部分放在竹筒上，就能自动矫正腰部的姿势，不到半个钟头，整个腿部都会觉得非常舒

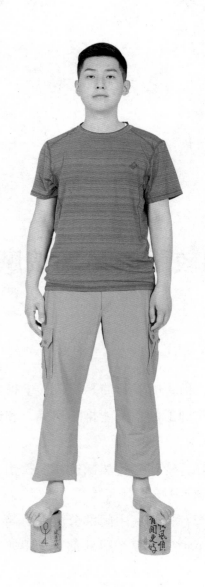

服，因为此法能调气、顺气，还能刺激脚底反射区，好像做脚底按摩一样，您也可以移动脚底来刺激不同部位，甚至还可以站在竹筒上，只要5分钟就可达到强刺激，如同较强的足底按摩。

与脚底按摩不同之处在于，踩踏竹筒还能和谐与平衡体内的系统，每天站几次，全身舒服得不得了，省钱又方便，一对竹筒可能一辈子也用不坏。

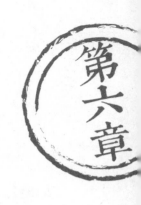

第六章

我家的故事
治母亲腿痛的同时气喘也改善

　　我的母亲今年八十四岁，罹患多年的气喘却几乎都快痊愈了，也让我意外发现跟治疗腿痛有非常大的关系。

　　我的母亲中年时就患上了呼吸系统的毛病，除了过敏之外，还有点气喘，到了七十几岁气喘开始严重起来，我的父亲常要带她去大医院看病，开一堆药。家中一定要常备吸入性的急救喷雾，因为急性发作时它可以马上控制住恶劣的状况，避免发生生命危险。

　　老人家一直比较相信西医，因此对于我这个中医的建议反而不太接受，不肯尝试中医的疗法，但到了八十岁时，气喘的情况越来越严重，一遇到天气变化较大，或是吃一点点辣椒，就犯得很厉害，"咻……咻……"连续喘鸣的声音不停，好像整个胸腔都快卡住，无法呼吸了，即使用了吸入性急救药也没什么作用，这才开始接受我的中医疗法。

　　开始的时候，我也是按照一般的传统方法治疗，从呼吸系统有关的地方着手，常用肺经的大穴位，如尺泽穴、列缺穴、太渊穴等，以及上背心肺部直接的反射穴位，如肺俞穴、定喘穴、身柱穴等，还有表里经大肠经的合谷穴、能去痰的丰隆穴等，不论是针灸或按摩这些穴位，都能产生作用，马上改善气喘的状态，但还会再犯，一而再再而三反复地发生，无法从根本上治好它，令人非常困扰。

有一次她大喊大腿内侧疼痛、双腿无力，我就帮她敲打"足少阴肾经"的下半段（都在腿部，大腿、小腿的内侧），没想到仅仅用最小的力量敲打时，妈妈都痛到大叫，一直躲闪着不肯让我继续敲下去。这时候我突然灵光一现，根据中医五行原理，五脏的循环有一定原则，"肝、心、脾、肺、肾"，气喘属于肺的系统，然而肺系统的下游是肾经，换句话说，下游的经络若是不通畅，自然会影响上游的肺经经络，发生过敏、气喘、感冒、发炎、发热等症状，而且肾经由脚底往上走一直到达胸喉、舌根，都跟呼吸系统有牵连，其中最容易卡住的就是肾经位于大腿内侧这段经络。

因此，我请她一定要忍着痛，让我继续敲打肾经。实际上，我敲得真的真的很轻，可是当我敲到正确位置的肾经时，那种持续的共振波震动到整条肾经的作用，好像会透到骨里的深层疼痛感，真的会让人痛到龇牙咧嘴，好像比刀割还痛。我的意思是说，不是真的表皮痛，而是那种深入皮里筋骨的感觉，真会疼到要人命！虽然痛感那么强烈与震撼，但我劝妈妈还是要坚持下去。因为，只要继续敲打10分钟（左右腿各敲5分钟），那种立竿见影的效果，会让她大呼神奇。

自从我开始敲打"肾经"，并在肾经的要穴（如涌泉穴、太溪穴、照海穴、阴谷穴等）针灸或按摩，母亲的多年难缠的气喘病不再需要靠吸入气喘扩张剂，竟然不药而愈。关键之处居然不是从呼吸系统去治疗，而是通过打通腿部肾经的循环经络直接奏效。这真的要佩服老祖宗的中医理论与经验，我们一天到晚在讲肝、心、脾、肺、肾五脏五行相克，却一直忽略它的实际应用，切记切记啊！（编者按：此处气喘疗法为作者亲身见证，但每人体质与病况不同，除应用本书讲述的穴位按摩外，建议读者仍要依个人状况按一般程序就医并遵照医嘱，勿随意停药。）

气喘的穴位疗法

任何气喘病可先敲打肾经及按摩涌泉穴、太溪穴、照海穴、阴谷穴。

肾的经络，起于足小趾，经足心、内踝，沿下肢内侧内缘，一支经腹部、肾脏、膀胱，另一支经腹部、胸部正中线旁、喉咙，到达舌根。左右各有一条。

敲打 方法

常用拳头下缘肌肉敲打肾经，即从脚底由下往上沿着小腿和大腿内侧缘、腹部中线旁轻轻敲打，形成源源不绝的共振波，一直拍到前颈下缘为止。此方法可迅速解决气喘的问题。两边肾经都要敲，每次每条腿至少敲打5分钟，每日2~3次。敲打时要有节奏，力量适中，必须使患者能感觉到酸麻或稍痛才有作用。如请人用两手交替如打鼓般有节奏地敲打更佳。

敲打 路线

- 敲打右腿肾经
- 敲打左腿肾经
- 敲打腹中线肾经
- 按摩涌泉穴、太溪穴、照海穴、阴谷穴
- 敲打左腿肾经重点穴位
- 敲打右腿肾经重点穴位

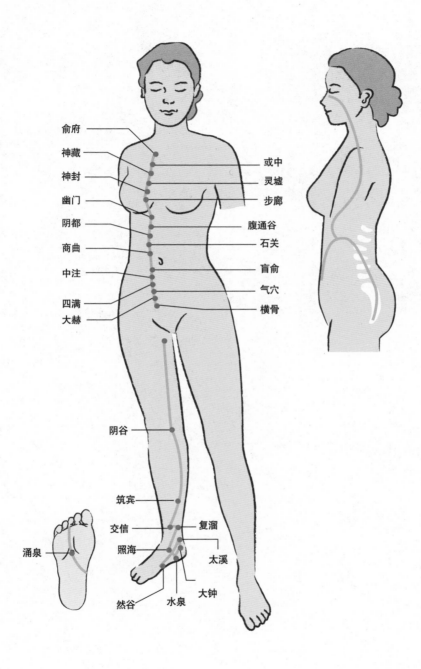

俞府
神藏
神封
幽门
阴都
商曲
中注
四满
大赫

或中
灵墟
步廊
腹通谷
石关
肓俞
气穴
横骨

阴谷

筑宾
交信
复溜
照海
太溪
涌泉
然谷
水泉
大钟

肾经敲打路线

日常生活保健

腰腿好人不老

想要避免快速衰老，一定要多运动，美国匹兹堡大学曾针对百余名 60~90 岁的高龄男女进行长期的追踪检测，其脑部的数据显示，"有运动"的组别脑部明显"回春"，"没有运动"的组别则持续萎缩。研究者指出，老化会使大脑缩小，但是运动有助提升大脑整体功能，这能使大脑老化减缓 1~2 年，从而提升老年人心智水平。

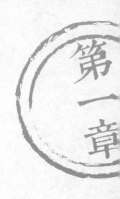

第一章

最有用的改善腰腿痛的简单运动

现在人以车代步习惯了，腿部力量通常比较差，只有养好腿，才能阻止衰老提前到来。

首先，注意保暖，平时常用热水泡脚，使气血能顺利到达人的上身，维持机体平衡。

其次，多晒太阳。经常晒太阳不仅有利于保暖，还可以促进人体内维生素 D 的形成，避免双腿钙流失，有效预防骨质疏松。

最后，就是要多运动。

下面介绍几种有利于改善腰腿痛的简单运动。

髋部

每天坚持背部靠墙站立，脚慢慢往前走，然后再退回，保持身体平稳状态。整个过程中背的下部要始终紧贴墙壁。

膝盖

双膝并拢，屈膝微微下蹲，双手置于膝盖上，先顺时针方向旋转

30次，再逆时针旋转30次，扭完双膝后，再随意活动一下肢体。

腿

老年人可选择慢跑、游泳、打太极等有氧运动锻炼腿部。最好每天能坚持健走45分钟。

常揉腿肚：弯腰或是坐姿让双腿下垂，用双手同时轻轻拍打双腿，由上至下反复拍打数遍，再用双手握拳置于双大腿和腿肚处，旋转揉动数十次。

脚踝

多踮脚后跟，建议抬起脚后跟再绷紧腿，每次保持5～10秒。

脚趾

两腿伸直，低头，身体向前弯，以两手扳足趾关节各20～30次。此法能锻炼脚力，防止腿足软弱无力。

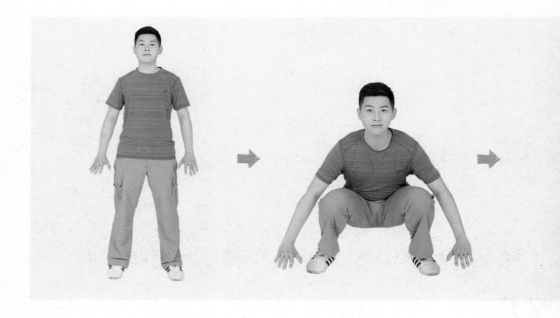

第一节　蹲功的妙处：使腰腿部筋骨肌肉恢复年轻

我在演讲与义诊时发现，经常运动的老人家腰腿部肌肉都很扎实，有了毛病恢复也比较快。反而不太运动的高龄者的腰部、膝盖、小腿、踝关节都容易出状况，请他们蹲一蹲却怎样都蹲不下去或蹲不久。产生这种状况的原因主要是因为他们的下半身气血循环差，影响到心脏、血压等很多系统，最终影响到老年人的晚年健康状况。

每天蹲下几次，每次3～5分钟，蹲下时双脚与肩同宽，脚底要踩平（不可只用脚尖），上半身尽量挺胸保持中正（脊椎中轴线尽量要垂直）。手不能支在腿上，视个人情况尽量蹲。

假使您蹲不下去，蹲不久或蹲下的姿势不标准，那都表示您的腰腿肌肉力量不足。

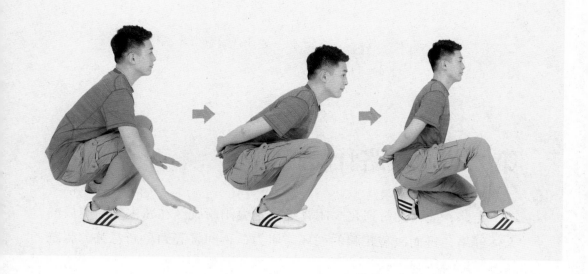

　　常常做蹲下这个动作，可慢慢使您的腰腿部筋骨肌肉恢复年轻，不容易摔倒。

　　六十岁的我，现在养成一个习惯，蹲着看报纸，不知不觉越蹲越久，虽然姿势有点不雅，哈……为了健康也得做。一开始，蹲没两分钟就腿麻脚酸，一旦站起来，就头昏眼花，好像快要跌倒似的，但越蹲身体就越健康，蹲很久也不会头发昏腿发麻，腰腿越来越有劲。所以，各位亲爱的读者，不要蹲了几次，隔天起来感觉腿很酸就不做了，应长期坚持下来。

　　其实，当您的身体状态恢复得越来越好时，还可尝试用蹲的姿势走一小段路，开始时大约走二十步就很累了，以后每天练习，越走越健步如飞，好像蜈蚣走路横行一般，到了这个程度，什么高血压、心脏病都会远离你！因为下肢血液回流已经通畅了。

第二节　走路壮腰腿

走路，能帮助打通足少阴肾经、足太阳膀胱经在腿内侧与腿后的人体经络，进而改善腰腿的循环与肌力，再间接起到更新肾脏、膀胱循环系统的功能。

方法

要想壮腰腿，还要注意走路的方法。首先从左脚或右脚开始，每迈出一大步时，都用后脚跟蹬出，膝盖不要弯，大小腿要伸直，脚尖往上勾，左右手要叉腰（大拇指刚好抵在肾脏位置），然后稍稍用点柔劲含住全身的气，一左一右缓缓地大步前进，一般走10分钟就会感觉全身热起来。若能走上20分钟更好，可随时随地运动，就算5分钟也好，选在傍晚3点到7点之间膀胱经、肾经循行的时间走更佳。

功效

依此种方法走路不仅能强壮腰腿、肾脏，还能控制体重，尤其对于下半身肥胖的人，有明显改善的作用，让他们不再腰脚无力。特别是此方法很简单、很好玩，却很有用。

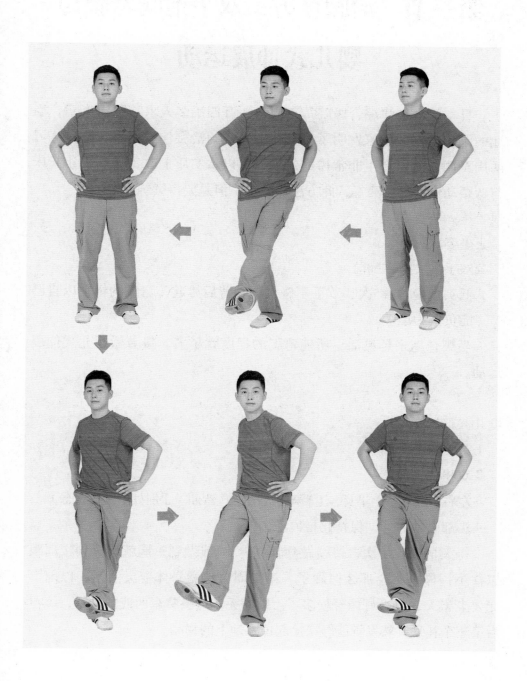

第三节　治腰良方：双手抱胸弯腰与婴儿式伸展运动

日本福岛会津综合医院每年涌入一万四千多人求治腰痛疾病，当地的医生与复健专家发明了一套特别有效的治腰伸展运动，坚持练习两周至四周就可产生非常棒的效果，可以从实质上改善腰痛，让起床与弯腰动作变得灵活等，此方法很简单，但是要持续练习。

双手抱胸弯腰

1 坐姿。

2 双手交叉抱在胸前。

3 低头慢慢弯腰5次，双手不碰大腿、背后弓起（弯腰的幅度以自己能负荷为准）。

当腰脊越来越灵活，所能弯腰的程度就越大。接着做婴儿式伸展运动。

婴儿式伸展运动

1 趴在床上。

2 双腿并拢伸直。

3 左右手臂支撑上半身，上臂与下臂呈90° 弯曲（手肘处呈垂直状态）。

4 头部微微后仰，保持1分钟。

每天早晚各一次，持续做4周以上。一般做到一周就会感到腰部跟以往不一样，不会那么僵硬了。第二周会感觉身体变灵活了，以前下床要老半天，如今好像轻松多了。以前无法弯腰拿东西或剪趾甲，练习后第三个礼拜突然发觉能轻松捡起掉在地上的物品。

养腰活腿，身体就轻松

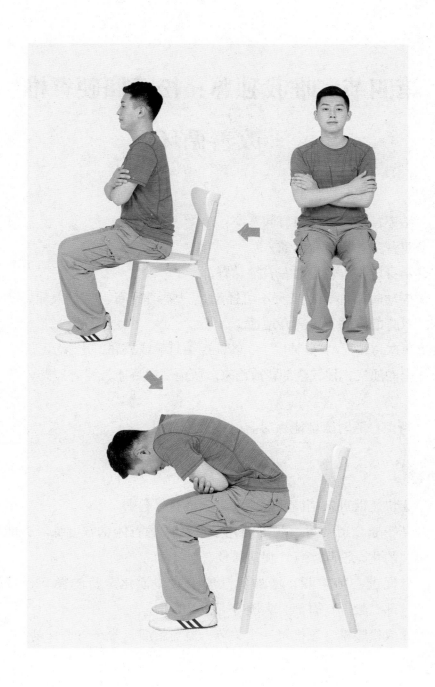

第四节 唯我独尊：松开僵硬脊椎、改善循环

方法

1 站姿，双脚分开与肩同宽。

2 双臂交叉相叠在胸前。

3 全身放松，轻松地左右摇动臀部。

4 摇动时头部、上半身不可摇动，只摇动臀部、胯、大腿、膝盖，双脚的脚底不可离开地面。

5 每次持续摇动5分钟以上，若能摇至打嗝或放屁，这表示已经将身体内的浊气、秽气全部释放出来。所谓一通百通、神清气爽。

特点：随时随地能练习。

功效

1 快速促进末梢循环，使手脚立刻温暖起来。

2 畅通食道、胃、肠等消化道，饭后适当休息方可练习，能帮助消化，消除胀气，促进排便。

3 促进心肺功能，增加氧气的吸收，活化全身的循环，减少腹部、腰部、臀部、大腿等部位的赘肉。

4 放松腰椎、尾椎每一个关节，避免腰酸、背痛与长骨刺。

养腰活腿，身体就轻松

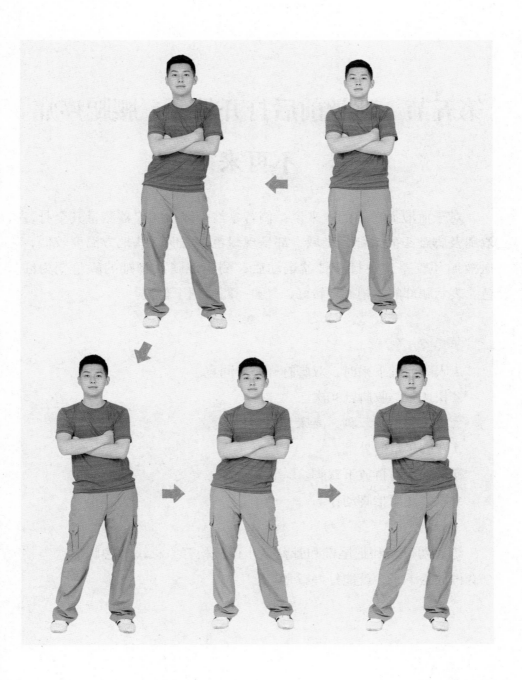

第五节　睡觉前后打开骨盆：腰腿疼痛不再来

对于血液循环差的人来说，倘若拿红外线检测仪器测量其全身，双腿及脚趾头的大部分区域，都呈现绿色，说明这些地方温度较低，血液循环较差。做打开骨盆运动后，测出双腿及脚趾的颜色变为红色，表示腿部的末梢循环转好，气血一路通到了脚尖。

睡觉前的动作

1　入睡前躺下来时，双脚打开与肩同宽。

2　快速张、收脚趾30次。

3　吸气时抬高双脚，离床大约30厘米。

4　双脚尽量向外翻。

5　数到十时再放下双脚。

6　重复几组抬脚动作。

练此功可顺利把尾椎和骨盆逐步地放松开来，缓解腰腿痛，当整个脊椎放松下来，就能好好睡觉了。

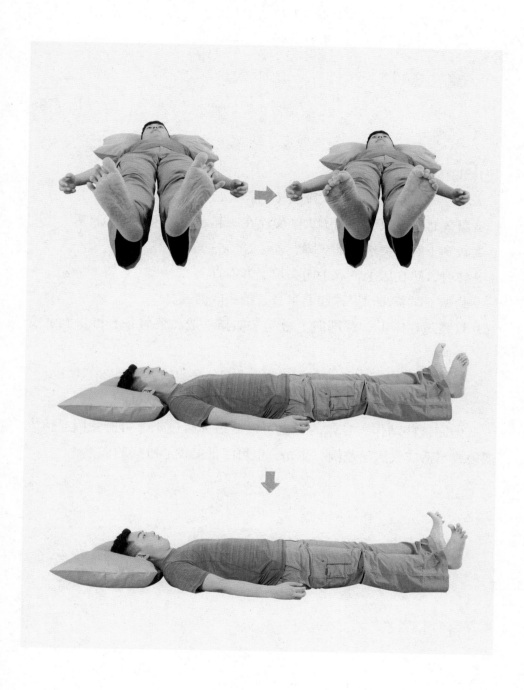

43 🦶

起床时的动作

1 将左大趾紧紧叩在右大趾上（两脚大趾尖紧紧靠在一起）。

2 吸气时抬高双脚（两脚大趾尖连在一起），离床大约30厘米。

3 数到十时，突然放下双脚。

4 转身，趴在床上，双手向头顶上方伸直。

5 脸朝下趴着，双手撑起上半身，抬头向前看。

6 双膝跪在床上，背部向上弓起来如猫一般，使整条脊椎得到适度地伸展。

7 臀部向后移，保持手臂伸展，与后背呈一条直线，臀部坐在脚跟处。

做完这些动作，身体的气血可以活络苏醒过来，可避免因身体太僵硬或不适应气温而跌倒、受伤，也可降低突发心脏病的概率。

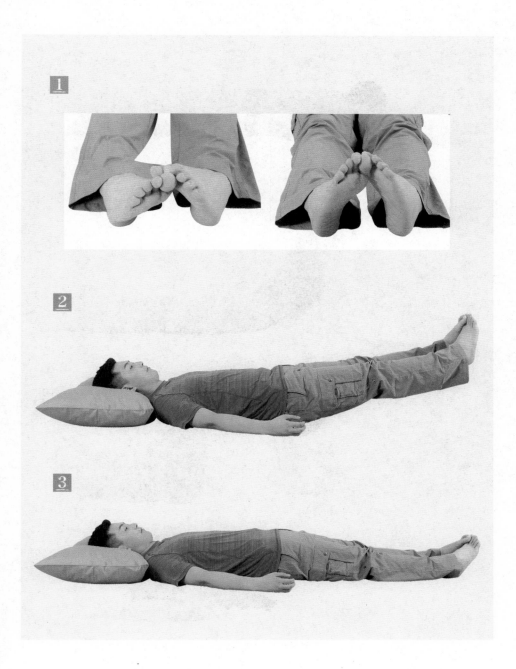

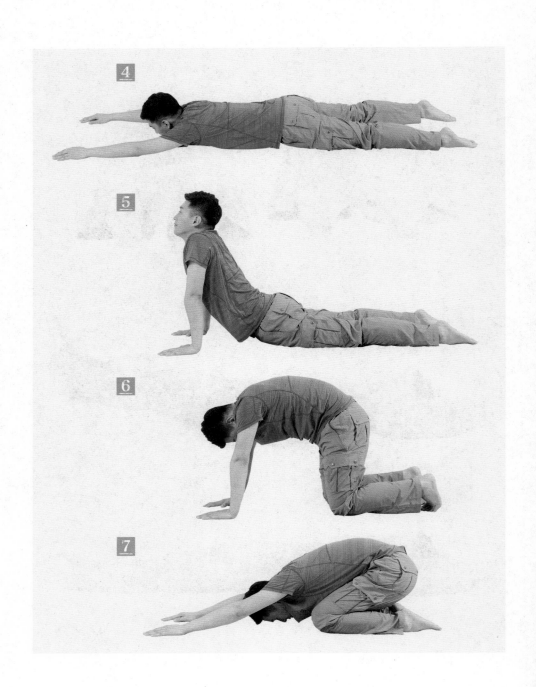

养腰活腿，身体就轻松

第六节　上下反转：腰椎自动矫正运动

许多推拿师由于每天必须弯着腰帮客人按摩矫正，往往数年之后自己也弄得腰痛、脊椎弯曲了。一个偶然的机会，我从一位资深的师傅那学到了这个腰椎自动矫正运动，发觉非常好用。一开始虽然笨手笨脚，姿势老是不正确，但练习久了，随便两下就"咔嚓、咔嚓"将错位的腰椎推回原位。现在只要坐久了，每隔一两个小时我就起身做一下这组动作，做完后整个腰身都轻松得很。只要您觉得有点腰酸，背部有点紧，腿有点麻，就可以用它来自救，好用得不得了！

方法

1 自然站立，两脚距离不要太远。

2 两手轻松垂下，放在大腿两侧。

3 稍微抬起左手、右脚，深深地吸一口气。

4 抬起右脚往左踢，同时左手往右甩，右手自然往后摆。

5 稍微抬起右手、左脚，深深地吸一口气。

6 左脚抬起往右踢，同时右手往左甩，左手自然往后摆。

一开始练习上甩下踢几下，先放松一下身体，然后再猛力上甩下踢，此时下踢的角度要斜往上，相当于上半身与下半身反向旋转。当你用对劲时，就会听到腰椎某节"咔嚓"一声，那就表示已将错位的脊椎借着扭转的力量与角度回归定位。

每次，你可以踢不同的角度，即将下踢的方向逐渐调至斜上方，那么就可锻炼到不同位置的腰椎。然后，再反向操作。

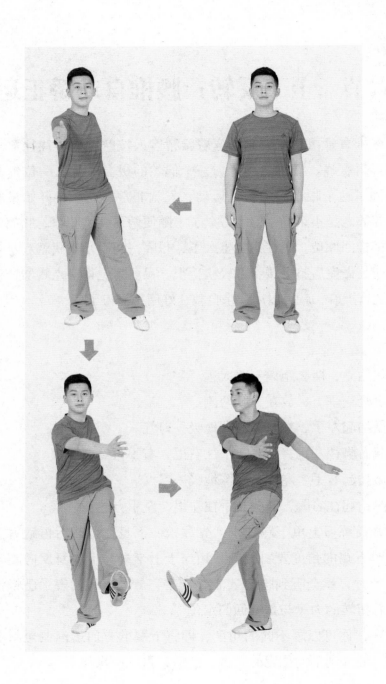

养腰活腿，身体就轻松

第七节　磨腰功：壮腰强肾

"肾为腰之府"，肾经又掌管腿部主要的循环（肾经第一个穴道涌泉穴即是下肢静脉血液回流中心），因而要想减少腰痛腿麻，得先打通肾经，练好肾气。

2007年我曾去张三门交流养生运动，在那儿我学到一个功法——磨腰功，练习多次以后，觉得真的不错，方法简单有用，是值得推荐给所有有腰部问题的人预防保健的最佳运动。

预备式

1 两脚打开比肩膀宽一些。

2 眼睛平视。

3 舌抵上颚。

4 以鼻子自然呼吸。

5 气沉丹田。

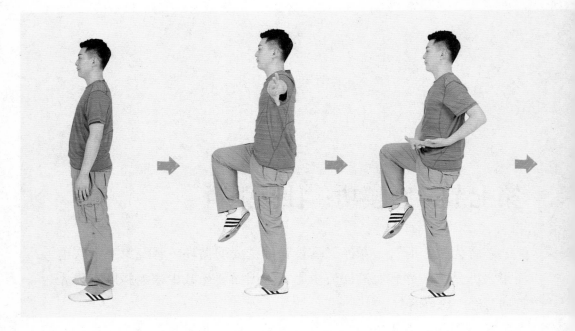

正式开始

（本功较为复杂，照片顺序不一定与下述文字一一对应，请读者注意并见谅）

1. 站姿，两手张开左右平举，身形挺拔，右脚弓起，以左脚单脚站立，两手收回放于腰际。

2. 两腿下蹲，左掌在腰际向内旋转一个小圈，再向外旋转一大圈（转的时候掌心向外，虎口朝下），变成左手臂伸向正前方，右掌仍靠在右腰际，仍维持下蹲的姿势。

3. 右手缩回腰际，右手臂伸向正前方，仍维持下蹲的姿势。

4. 右手臂转向身体右侧（与肩平），头、眼睛跟着右掌转。

5. 左手臂伸向头顶上方（眼睛注视手背），身体尽量往后仰（压低一些）。

6. 起身变成向右侧的弓箭步，将左手臂往右侧伸（掌心翻向上），头转向右回头看，右手仍在右腰际。

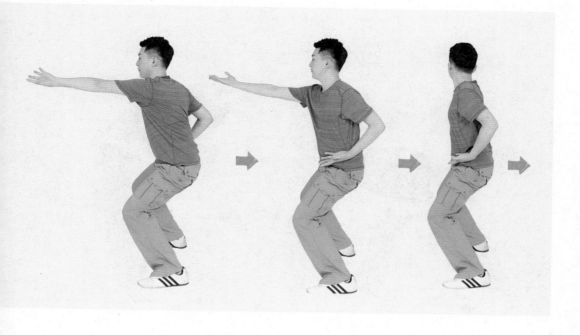

<u>7</u> 将整个上半身向左边旋转（仍弯着腰、膝微屈），左手臂同时向
左侧绕一圈回到左腰际。

<u>8</u> 身体上拔，头部尽量往后仰，再回到左右手分别靠在左右腰际、
身体微下蹲的姿势。

<u>9</u> 右手臂由腰际往上平举（与肩平），眼睛注视右掌，再慢慢将右
手臂转向身体右侧（与肩平），头、眼睛跟着右掌转。

<u>10</u> 身体上拔，右手臂伸向头顶上方（眼睛注视手背），身体尽量往
后仰（压低一些）。

<u>11</u> 起身变成向左侧的弓箭步，将右手臂往左侧伸（掌心翻向上），
头转向左回头看，左手仍在左腰际。

<u>12</u> 将整个上半身向右边旋转（仍弯着腰、膝微屈），右手臂同时向
右侧绕一圈回到右腰际，再次回到左右手靠在左右腰际、微下蹲
的姿势。

<u>13</u> 身体上拔，头部尽量往后仰，再回到左右手仍靠在左右腰际、身
体微下蹲的姿势。

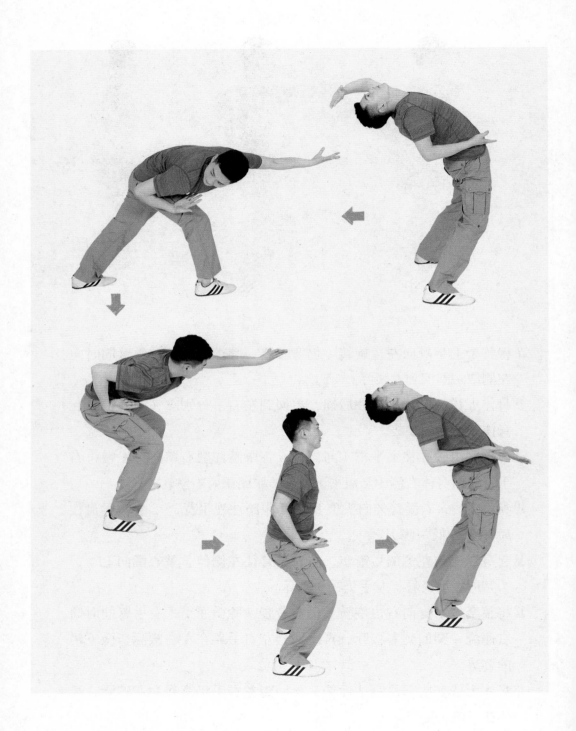

养腰活腿，身体就轻松

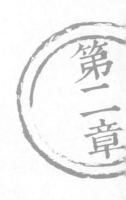

第二章

防治腰腿痛的家庭中药方

多年来在演讲或中医养生授课的场合，当听众提出如何使用腰腿痛中药的问题时，中国传统医学中防治腰腿痛的方剂有千百种，即使是专业的中医人士有时也会搞乱，我常教朋友们运用以下几个简单、有效、副作用又少的方子，这样才不会让他们混淆不清反而能得心应手。**本书中出现的原方为手抄方，配方或与其他成方略有出入。历朝各代中医药方换算标准不同，现代煎剂参考用量为作者经验方，具体情况因人而宜，仅供参考。**

第一节　藿香正气水：防治腰重、腿无力

这几年我出入各地时都会随身携带小瓶藿香正气水，它是科学萃取的中药药剂，当中还加了酒精起带路作用，效果特别快，且一扭开就可使用，非常方便。每次出门在外，难免因水土不服或劳累而受风

寒，后来发觉只要稍有点症状如身体沉重、拖着腿走路、鼻塞、流鼻水、轻泻时，马上喝下它，便可立即恢复体力与精神，继续旅行或工作。有时感冒症状重一些，一次服两支，或是每隔两小时服一次，症状很快便可缓解，真是管用。

另外在盛暑夏日时，大家总是贪凉不断地吃好吃的冷饮，结果导致许多的疾病产生，像腰部沉重、膝脚无力、轻泻、鼻塞、过敏、肥胖等，因此当每次吃冷饮时，我就会喝一支萃取的小瓶藿香正气水，一下子整个消化道和腹部都暖和起来，就不容易感冒或拉肚子，腰脚也有力多了。所以一吃冰或冷饮会腰酸腿重的人，不妨试试藿香正气水。

本方出自宋朝《太平惠民和剂局方》，能解表化湿、理气和中。原方主治外感风寒内伤饮食湿滞证，如发热恶寒、头痛、胸膈满闷、脘腹疼痛、恶心呕吐、肠鸣腹泻等症。

藿香（去土）三两，紫苏、白芷、大腹皮、茯苓（去皮）各一两，白术（土炒）、陈皮（去白）、半夏曲、厚朴（去粗皮，姜汁炙）、桔梗各二两，甘草（炙）二两半。上为细末。每服二钱，水一盏，姜钱三片，枣一枚，同煎至七分，热服。如欲出汗，衣被盖，再煎并服。

其实，只要感觉全身很重、两腿没力、膝盖活动不顺畅，或身体有点发冷，或四时感冒、风寒引起的寒热头痛，或腹痛难耐，或上吐下泻、舌苔白腻时，就可使用本方，可使体内湿浊内化、风寒外散、清升浊降、气机通畅，诸症皆除。另外，我发现许多老人家的膝脚无力跟"湿重"最有关系，而非骨质疏松，只要每天一剂藿香正气散，就可重回到处走不用一直吃钙片的时候。

此外，现今世界仍面临各种病毒的威胁，例如各型的禽流感实在猖狂。家中常准备藿香正气散，必要时可减少感染的概率。

现代煎剂组成及参考剂量

藿香12克、紫苏5克、白芷5克、大腹皮5克、茯苓5克、白术9克、半夏9克、陈皮9克、厚朴9克、桔梗9克、甘草5克、生姜10克、大枣4枚

每剂可煎两次，第一次为头煎，头煎加水没过药材约二指，早饭后温服。头煎的药渣（加水盖到药材即可）再煎一次为二煎，晚饭后温服。也可请中药房熬好装瓶，待喝的时候温热之。或可购买科学萃取中药的粉剂或锭剂来使用。

若使用藿香正气水则更得心应手。

目前市场上有数种不同品牌的产品。原方名为藿香正气散，因为此药在市场上出售时被制成萃取的10毫升小瓶药水，所以又叫作藿香正气水，已经成为每个家庭的常备药剂。

第二节 济生肾气丸：强肾健骨、改善腰痛

济生肾气丸出自《济生方》，原方用于治疗肾气不足，腰酸脚软，肢体畏寒，少腹拘急，小便不利或频数，舌质淡胖，苔薄白，脉沉细无力，痰饮喘咳，水肿脚气，消渴，久泄等症。《黄帝内经》曰："肾为作强之官。"即表示肾与免疫系统有很大的关系，现代医学研究认为本方能提高免疫力，增强内分泌功能，调整水液代谢之作用。

熟地黄八两、山药四两、山茱萸四两、泽泻三两、茯苓三两、丹皮三两、桂枝一两、附子（炮）一两，上八味末之，炼蜜和丸梧桐子大，酒下十五丸，加至二十丸，日再服。

济生肾气丸是在金匮肾气丸的基础上加入车前子和牛膝等药材配制而成。金匮肾气丸又名八味肾气丸，属于"阴中求阳"之类，正如张景岳所说："善补阳者，必于阴中求阳，阳得阴助而生化无穷。"因而方中使用干地黄滋补肾阴；以山茱萸、山药滋补肝脾，辅助滋补肾中之阴；并以少量桂枝、附子温补肾中之阳，意在微微生长少火以生肾气。

《医宗金鉴》有谓："此肾气丸纳桂附于滋阴剂中十倍之一，意不在补火，而在微微生火，即在肾气也。"其中目的在于"益火之

源，以消荫翳"，以泽泻、茯苓利水渗湿；丹皮清泻肝火，与温补肾阳药相配，意在补中寓泻、补而不腻。

平日保健则可强肾健骨、改善腰痛，其组成及参考剂量为熟地300克、淮山药150克、山茱萸150克、泽泻110克、茯苓110克、丹皮110克、桂枝40克、炮附子40克，研成粉末，加入蜂蜜做成如梧桐子大的药丸。也可到中西药房询问购买。

服用方法

每次服20～30丸，早晚空腹佐酒服下（酒能加强药效发散作用）。

注意：感冒、腹泻时不宜服用。

变化应用

倘若腰腿痛较久或较为严重者，以本方再加入几味单味药，效果更棒：

1 车前子40克、怀牛膝40克，此两者加入后可使诸药行脉通畅，在下半身发散药效。（牛膝有两种：怀牛膝偏于补肝肾强筋骨，川牛膝偏于活血祛瘀。）

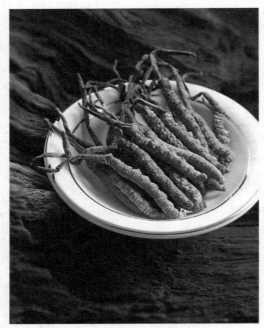
冬虫夏草

<u>2</u>菟丝子40克（酒炒）、淫羊藿40克（酒炒）、女贞子40克（酒炒），加入上三味后可加强肾元再生能力。

<u>3</u>杜仲（酒炒）40克，可补肾壮腰、改善不正常的血压。

<u>4</u>冬虫夏草12~15克，可改善肾脏鲍氏囊作用。此方中冬虫夏草非常昂贵，可比黄金，且常有不法商贩以假乱真，故请找有信用的正规商家，斟酌加入使用，也可购买科学萃取中药的丸药、药包或成药来使用。

第三节　加味逍遥散：改善经期或更年期的腰部酸痛

步入中年后，人体骨量每年减少0.3%~0.5%，而停经后的妇女流失速度更快，可高达2%~3%，中医常建议吃加味逍遥散来改善。它可以缓解腰痛，改善因月事不顺所引起的各种症状，以及更年期的莫名其妙的发热潮红、失眠、烦躁等问题。

以前我讲课时，学员以外国领事馆或外商主管的眷属居多，这些人中一部分刚巧处于更年期，最常来跟我求助的问题就是如何摆脱腰酸背痛与更年期的莫名发热和不适。她们早已尝试过现代医学的激素或其他西药疗法，感觉不良反应多，对身体产生非常大的负担，因此想试试中医。我常建议她们试试"加味逍遥散"，并配合按摩手法。治疗一段时间后她们觉得效果很好且没有副作用，因此对中国传统医学大为赞叹。

加味逍遥散本方出自《宋朝太平惠民和剂局方》，能疏肝解郁，清热养血。主治肝郁血虚、化火生热，烦躁易怒，或自汗盗汗、头痛目涩，或颊赤口干，或月经不调。

现代煎剂组成及参考用量

当归8克、白芍8克、柴胡8克、白术（炒）8克、茯苓8克、生姜4克、甘草（炙）8克、薄荷2克、牡丹皮8克、栀子6克。每天煎一副，早晚空腹服一碗，连服3~10天。也可购买科学萃取的中药药包或成药来使用。

倘若妇女经期过长或过于频繁，由于经血中会带走许多钙质，所以导致骨松与腰酸症状较厉害，建议再加上温经汤来改善。换句话说，将加味逍遥散与温经汤合方，两个药方一起煎煮，效果加强。温经汤其组成及参考用量为当归8克、地黄8克、芍药8克、川芎8克、黄连3克、黄芩6克、黄檗3克、栀子4克。

有一点大家要特别注意，感冒或腹泻时不可用加味逍遥散，不但不能缓解症状还会有反效果。

另外，加味逍遥散虽是女性朋友的良药，其实男士也可以用，逍遥顾名思义，只要有压力过大引起的问题，例如烦躁、失眠、脾气大、筋紧等，都可使用本方。

也可购买科学萃取中药的药包或成药来使用。

第四节 当归芍药散：调适血弱怕冷的怀孕腰酸

当归芍药散出自汉朝医圣张仲景的《伤寒论》，该方能养血调肝，健脾利湿，主治妊娠腹中疼痛及妇人少腹诸痛，腹中拘急绵绵作痛，按之痛减、头眩、小便不利。现常用于贫血、体力差、怕冷、下腹疼痛、头重、晕眩、怀胎不稳、腰酸、身体湿重等毛病。

本方适合怀孕时有腰酸的孕妇来使用，不用担心其中成分会影响胎儿健康。

 当归三两、芍药一斤、川芎半斤（一作三两）茯苓四两、泽泻半斤、白术四两，以上六味，杵为散。每服一钱六，温酒送下，一日三次。

现代煎剂组成及参考用量

当归6克、川芎6克、芍药8克、茯苓8克、白术8克、泽泻8克。每天煎一帖，早晚空腹服一碗。连服14~30天，体弱血虚者需久服才能奏效。

也可购买科学萃取的中药药包或成药。

第五节　柴胡桂枝汤：和解不明原因的
侧腰酸痛

柴胡桂枝汤出自汉朝医圣张仲景的《伤寒论》，此方能表里两解、寒热兼除。主治少阳病兼表证，如外感风寒、发热自汗、微恶寒或寒热往来，鼻鸣干呕、头痛项强，胸胁满痛、四肢烦疼。也治心腹疼痛。

此方是小柴胡汤与桂枝汤变化出来的合方，具有和解的功效，对于现代人一些不明原因的慢性疾病，往往能发挥特殊的作用。例如上班族工作压力大，加上体力较差、晚睡，就会累及肝、脾、肾等脏器，最常发生的就是侧腰酸，或左右胁下抽痛，或偏头痛，或莫名其妙出现低热，或小感冒不断等现象。这时候可使用柴胡桂枝汤来调理身体，使这些小病小痛消弭于无形，不至于变成大毛病。

简单来说，若有慢性的、一直搞不清楚病因且不易好的毛病，都可使用柴胡桂枝汤来改善体质，因为此方是和解方，可较长时间服用且无副作用。

柴胡四两、桂枝（去皮）一两半、人参一两半、甘草（炙）一两、半夏（洗）二合半、黄芩一两半、芍药一两半、大枣（擘）六枚、生姜（切）一两半，上九味以水七升，煮取三升，去滓，温服一升。

现代煎剂组成及参考用量

  柴胡16克、黄芩6克、人参6克、半夏6克、桂枝6克、芍药6克、炙甘草4克、大枣6枚、生姜6克。上九味，用水煎，去滓，温服，一日二贴。

  此方须空腹服用，早晚各一帖。也可购买科学萃取中药的药包或成药来使用。

第六节　葛根汤：专治感冒引起的颈背痛

葛根汤，出自汉朝医圣张仲景的《伤寒论》，能发汗解表，生津疏经，主治头痛身疼、发热无汗、恶风、脖子僵硬、脊椎僵直、下痢或口噤不得语。

葛根四两、麻黄三两、生姜三两、桂枝二两、芍药二两、甘草（炙）二两、大枣（擘）十二枚。上以水一斗，先煮葛根、麻黄，去白沫，后内诸药，煮取三升，去滓，温服。

现代广泛用于麻痹、痉挛、腰酸背痛、肩颈痛、感冒、眼疾（睑腺炎、角膜炎、虹彩炎等）、流鼻水、鼻蓄脓症、耳疾（中耳炎、重听）、扁桃腺炎、咽喉痛、皮肤病（异位性皮肤炎、湿疹、疔、疖）、发热、怕冷等。

现代煎剂组成及参考用量

葛根30克、麻黄12克、生姜12克、桂枝8克、芍药8克、炙甘草8克、大枣3枚。上七味，以水1升，先煮麻黄、葛根，减至800毫升，去上沫，纳诸药，再煮取300毫升，去滓，每次温服150毫升。此为常用方剂，服食时忌生冷荤腥。

葛根汤的好用之处在于，如果你一受到风寒感冒就觉得全身很紧，或脖子硬硬的，或脊椎好像僵直不顺，或腰背酸痛，都可使用这个方子，因为葛根汤能迅速缓解肌肉僵硬、打通督脉（后中央线的脊椎沿线），又能治疗五官咽喉、皮肤、发热与怕冷毛病，且少有副作用，不会像一般的西药感冒药会引起嗜睡、恶心、头痛等一堆问题，所以它是感冒引起腰背问题的最佳选择。

第七节　独活寄生汤：缓解腰膝冷痛、麻痹久症

只要舌体颜色较淡，舌苔较白，脉搏细弱，畏寒喜暖，腿足屈伸不利，麻痹情形已经很久，或腰部膝盖常常感觉冷痛，就可使用本方。例如常常直接睡在地上或将床垫铺在地上睡的人，容易受到寒气、湿气的侵入，变成腰冷不舒服。

独活、桑寄生（也可以续断代之）、秦艽、防风、细辛、当归（酒洗）、芍药（酒炒）、川芎（酒洗）、熟地黄、杜仲（姜汁炒断丝）、牛膝、人参、茯苓、甘草、桂心等分，每服四钱。以水一斗，煮取三升，温服。

本方源自唐朝大医孙思邈的《备急千金要方》，能益肝肾、补气血、祛风湿、止痹痛。常用于痹证日久、肝肾两亏、气血不足、腰膝酸痛、关节屈伸不利或麻木不仁等症。

现代煎剂组成及参考用量

独活9克、寄生6克、杜仲6克、牛膝6克、细辛6克、秦艽6克、茯苓6克、肉桂6克、防风6克、川芎6克、人参6克、甘草6克、当归6克、白芍6克、熟地黄6克。上咬咀，以水1升，煮取300毫升，分3份，用量因个人体质不同，或遵医嘱。
也可购买科学萃取的中药药包或成药来使用。

第八节　当归四逆汤：强心血、通经络、暖腰腿

当归四逆汤，出自汉朝医圣张仲景的《伤寒论》，能养血散寒、温经通脉，主治阳气欠振而又血虚、兼外感寒邪证，如手足厥冷，或局部青紫、舌淡苔白、脉沉细，或寒邪侵入经络，致腰腿、股足疼痛麻木。

现代人吃冷饮太方便了，到处都买到冰淇淋之类的，问题是多数女性朋友一吃冷饮，脚就肿痛，甚至还会觉得发冷，久而久之，连月经、怀孕都不顺，贪吃后赶紧用此方来调一调，就会没事了。

本方还有强心作用，现代上班族费心费脑，老觉得疲倦无力，也可用此方来调养身体。

当归三两、桂枝（去皮）三两、白芍三两、细辛三两、甘草（炙）二两、通草二两、大枣（擘）二十五枚，上七味，以水八升，煮取三升，去滓，温服一升，日三服。

现代煎剂组成及参考用量

当归12克、桂枝（去皮）12克、白芍12克、细辛12克、甘草（炙）12克、通草12克、大枣（擘）8枚。以水煎服，一日三次。

吴医师药方 小叮咛

　　以上诸方，倘若读者选用科学萃取中药粉剂的话，所使用的剂量一定要足够，除了较敏感的人，每次参考用量为20克，每日4次，温开水服下，饭前饭后均可，坚持下来很快就会有明显改善。

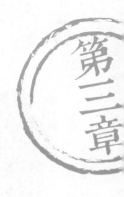

养腰活腿食谱

第一节　薏仁丝瓜猪脚汤：松筋美容防骨松

本汤适合身体湿重，筋很紧，常感觉腰部沉重，腿部略有水气，或有水肿倾向，皮肤按一下之后凹陷恢复较正常的人缓慢。

材料中薏仁虽为中药，但此方较偏向食疗方，而且薏仁、丝瓜都有天然利尿作用。

 薏仁一碗、丝瓜片一碗、猪前蹄一副。

薏仁较难煮熟，在煮之前需以温水浸泡2～3小时，让其充分吸收水分后再与其他东西一起煮就很容易熟了。

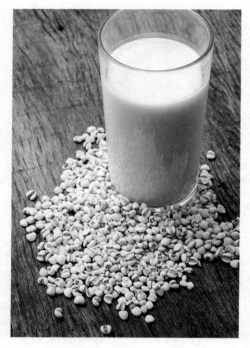

用猪前蹄一副，刮去黑毛，以水四五碗煮熟，去油滓。取清汤加入薏仁以小火慢炖，再加入丝瓜片，煎煮数沸，等丝瓜片变软，即可。每星期两三回。

明朝李时珍在《本草纲目》中记载，薏米能"健脾，益胃，补肺，清热，祛风，胜湿，增食欲"。薏仁，又称薏苡仁、苡米、米仁、土玉米等。其味甘、淡，性微寒，有利水消肿、健脾去湿、舒筋除痹、清热排脓等功效，常用于治疗水肿、脚气、小便不利、湿痹拘挛、脾虚泄泻，为常用的利水渗湿药。

薏仁又是一种美容食品，可以保持人体皮肤光泽细腻，有消除色素、斑点的功效，经常食用对痤疮、粉刺、雀斑、老年斑、妊娠斑、脱屑、皲裂、皮肤粗糙等都有帮助。

近年来，大量的科学研究和临床实践证明，薏米能促进体内血液和水分的新陈代谢，对降低胆固醇与血脂肪，预防高血压、中风及心血管疾病都有良好疗效。不仅如此，它还是一种抗癌药物，初步鉴定，它对癌症的抑制率可达35％以上。难怪桂林地区有首民谣这样唱道："薏米胜过灵芝草，药用营养价值高，常吃可以延年寿，返老还童立功劳。"

丝瓜又称菜瓜，是葫芦科植物，原产于印度。丝瓜果实，味甘、性凉，入肝、胃经；丝瓜络，味甘、性凉，可活血通络、清热解毒。丝瓜水是丝瓜藤茎的汁液，富含B族维生素、维生素C、皂苷、黏液、木聚糖、蛋白质、脂肪，具有除皱美容、保持皮肤弹性的特殊功能，对防止皮肤老化、消除斑块有帮助，可使皮肤洁白、细嫩，是不可多得的美容佳品。其所含的B族维生素有利于小儿大脑发育及中老年人大脑健康。

中医认为猪蹄性平、小寒，味甘、咸，无毒，入胃经，具有补虚健腰膝等功能，是一种类似熊掌的美味菜肴及治病良药。《随息居饮食谱》："填肾精而健腰脚，滋胃液以滑皮肤，长肌肉可愈漏疡，助血脉能充乳汁，较肉尤补。"

医学百科：现代营养价值

1 猪蹄中的胶原蛋白，在烹调过程中可转化成明胶，它能结合许多水，从而有效改善机体生理功能和皮肤组织细胞的储水功能，防止皮肤过早褶皱，延缓皮肤衰老。

2 猪蹄对于经常四肢疲乏，腿部抽筋、麻木，消化道出血，失血性休克及缺血性脑病患者有一定的辅助疗效，还有助于青少年生长发育，减缓中老年妇女骨质疏松的速度。

3 猪蹄含丰富的胶原蛋白，可促进毛皮生长，预防和治疗进行性肌营养不良症，使冠心病和脑血管病得到改善，对消化道出血、失水性休克有一定的疗效。

第二节　清莲藕汤：活血化瘀、修复组织

根据《本草纲目》的记载："夫藕生于卑污，而洁白自若。……生于嫩，而发为茎、叶、花、实，又复生芽，以续生生之脉。四时可食，令人心欢，可谓灵根矣。"莲藕，性凉、味甘，熟品性温。即莲藕生用能清热生津，凉血止血，如用在流鼻血、吐血、拉血、血崩等；煮熟用则可补益脾胃，益血生肌，如血脉的清理与修复。换句话说，莲藕对我们的血液系统以及跟血有关的病症都有非常好的作用。

本方适合较轻的腰酸背痛，表面上好像是小问题，但一直解决不了。莲藕有清血管、修复组织的功能，所以有人称它为"血管的清道夫"。重点是每天吃两碗，早晚各一碗，坚持吃一阵子，最好要两个月以上，才能治疗顽固的毛病，包括脑卒中（中风），以及手术、运动伤害等出现的后遗症，都可用它来逐渐改善。

我有一位好朋友，她的妈妈突然中风，还好没有伤及重要脏器，但后续行动变得较为迟缓不便，虽经过治疗，但没有明显改变。后来她遇到我，我建议她给她母亲每天吃清莲藕汤，过了几个星期，她妈妈的活动力变好了。

我的太太血压不太稳定，忽高忽低，人较胖，又喜欢美食，只要一吃多，就会腰酸背痛、血压高，弄得身体不舒服，这时候她就会赶

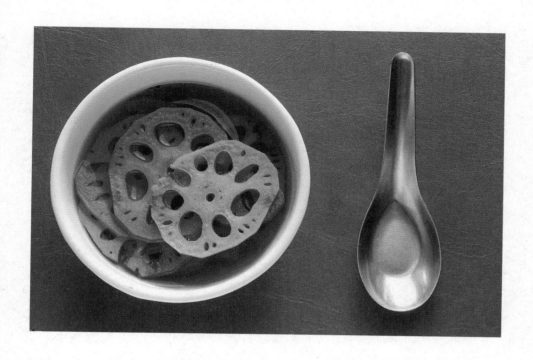

紧到市场寻找农户卖的带着泥的莲藕，因为觉得自家采摘的莲藕比较天然、新鲜，可以安心购买与食用。买回来后，她将莲藕洗净、切小块，什么调料都不加，只加水煮汤，就这样大口大口地吃上几天，身体就舒服了。

民间习惯用莲藕来炖小排骨，这样虽然比较好吃，可大快朵颐啃骨头，却不免会抵消莲藕活血化瘀的好功效。以中医学的角度来说，历代名医均提到多吃猪肉坏处多。例如，南朝著名医学家陶弘景说："猪为用最多，唯肉不可食。"唐朝名医孙思邈曰："久食令人少子，发宿病，筋骨碎痛之气。"唐代医药学家孟诜曰："猪肉久食杀药，动风发疾。"明代医家韩懋曰："凡肉皆补，唯猪肉无补。"明末清初医学家汪昂认为："猪肉闭血脉，弱筋骨，虚人肌，不可久食。"换句话说，多吃猪肉会阻塞人的血脉，使筋骨肌肉变差，引发老毛病。因此，各位读者**宜单用莲藕煮清汤喝**。

另外，小吃店常会贩卖醋莲藕冷盘，醋也有化瘀的功效，但有些人吃不惯，吃了反而会不舒服。

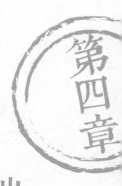
补钙，构建养腰活腿的基础
喝奶补钙不如吃菜

美国国家卫生协会曾经对三万多名更年期妇女做了长达七年的追踪调查，结果发现长期有规律地喝牛奶的人与每天吃新鲜蔬菜而不喝牛奶的人相比，身体中的钙质无明显升高，骨质疏松的情况反而更严重。常年吃钙、维生素 D 也不能预防骨折。

换句话说，多吃绿色蔬菜比喝牛奶、补充维生素 D 更能获得钙质，每天吃足够量的青菜才是健康关键。

科学家研究发现，从年轻开始如果不积极运动，每十年可能丧失5%的肌肉组织。同时，骨骼中有"钢筋"之称的钙也会逐渐流失，尤其是妇女朋友在更年期之后钙流失速度更快，此时人的骨关节，特别是髋关节和膝关节就会出问题，比如容易在跌倒时发生骨折。中国卫生部老年医学研究所原所长高芳堃教授解释说，老人骨折容易导致股骨头坏死，长期卧床，从而诱发褥疮、尿路结石、脑血栓等并发症，甚至有15%的高龄病人会在骨折一年内死亡。

下面就给大家介绍三道好吃且补钙的家常菜。

豌豆炒牛肉粒

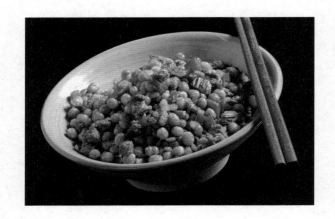

● 原料

牛肉260克，彩椒20克，豌豆300克，姜片少许

● 调料

盐、鸡粉、料酒、食粉、水淀粉、食用油各适量

● 做法

1.彩椒切丁，牛肉切粒；牛肉中加适量盐、料酒、食粉、水淀粉、食用油，腌渍15分钟。

2.锅中注水烧开，倒豌豆、盐、食用油，煮1分钟；倒彩椒，煮片刻捞出。

3.热锅注油烧热；倒牛肉粒过油，捞出；另用油起锅，放姜片、牛肉粒、料酒，炒香。

4.倒入其他食材，炒匀；加盐、鸡粉、料酒、水淀粉，炒匀；关火后盛出即可。

骨煲淋芥菜

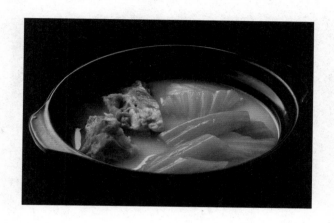

● 原料

豆腐350克,芥菜70克,猪瘦肉80克

● 调料

盐3克,鸡粉3克,水淀粉、胡椒粉、芝麻油、食用油各适量

● 做法

1.芥菜洗净,切小段;豆腐切小块;猪瘦肉切薄片,加适量的盐、鸡粉、水淀粉,拌匀上浆,倒入食用油,腌渍约10分钟,待用。

2.用油起锅,倒入芥菜段,炒至断生;注水煮沸,倒入豆腐块,拌匀;放入肉片,煮断生;加入鸡粉、盐,拌匀调味。

3.撒上胡椒粉,淋入芝麻油,煮至入味;关火后盛出即可。

杏仁榛子豆浆

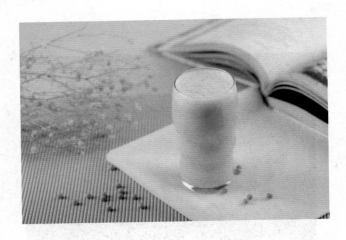

● 原料

榛子20克，杏仁20克，水发黄豆60克

● 做法

1.浸泡8小时的黄豆倒入碗中，注水洗净；倒入滤网，沥干水分。

2.将榛子、杏仁、黄豆倒入豆浆机中；注水至水位线即可。

3.盖上豆浆机机头，选择"五谷"程序，再选择"开始"键，开始打浆。

4.待豆浆机运转约15分钟，即成豆浆；将豆浆机断电，取下机头。

5.把煮好的豆浆倒入滤网，滤取豆浆。

6.将滤好的豆浆倒入杯中即可。

其实每一样食物或多或少都含有钙，只要平日摄取多样化的食物，也就是说一天当中吃多种食物，并保证足够的日晒光照，就可获得足够的钙质。

现代医学能找出腰痛的真正原因大约有 15%，对于其他 85% 不明原因的腰痛，我们若是利用《黄帝内经》中所教的方法，直接通过症状来做反应与处理，可以收到不错的效果。

腰痛缓解

穴位说明与食疗

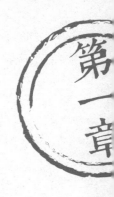

会牵引别处的腰痛

第一节　牵引胸部的腰痛

腰痛时会牵引胸部，眼睛视物昏花，严重时腰背向后反折，不能前屈，舌头卷缩，不能言语。《黄帝内经》说，宜在昌阳之脉（也就是足少阴肾经）针灸或按摩敲打数分钟，如复溜穴。

复溜穴

【说明】

出自《灵枢》本输篇，属于足少阴肾经。复就是往来的意思，溜与流同，足少阴肾经环内踝一周之后，别入足跟中，再循于小腿内，以复其上直流的正道，所以叫作复溜穴。

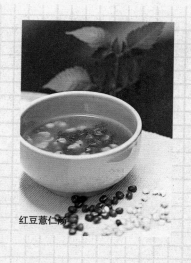

红豆薏仁汤

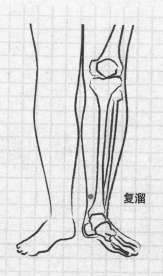

复溜

【位置】

在小腿内侧，由内踝高点旁的凹陷中直上二寸（约三指宽），当跟腱的前缘，左右各有一穴。

【主治】

主治足部萎缩、腿肿、腰痛、水肿、腹胀、泄泻、肠鸣、盗汗、自汗、热病汗不出。

【做法】

在小腿内侧接近内踝的边缘处，以大拇指用力按压数次，每次压30秒以上，一日按数次。或用拳头下缘以柔劲敲打此处5分钟，一日敲数次。

吴医师食疗 小贴士

多吃罗马生菜（洗净，淋上一点点橄榄油、盐，午晚餐各吃一大盘）、七叶胆茶（舒筋明目）、人参茶（强心、解开舌头紧张）、红豆薏仁汤（去湿通脉），就会有明显的改善。

第二节　牵引肩部的腰痛

腰痛，痛到牵引肩部，视物不清，有时会有遗尿现象。《黄帝内经》说，宜在解脉（腿部后中央线旁边较小的经络）针灸或按摩、敲打数分钟，如委阳穴。

委阳穴

【说明】

出自《灵枢》本输篇，属于足太阳膀胱经。"委"就是"曲"，当屈曲膝关节时，这个穴位于委中穴的外侧少许，外侧为阳，所以叫作委阳穴。

【位置】

在腘横纹中央（委中穴）外侧，股二头肌腱内缘，左右各有一穴。

【主治】

主治腰脊强痛、腿部痉挛疼痛、水肿、小腹胀满、小便不利（量少且排出痛苦）。

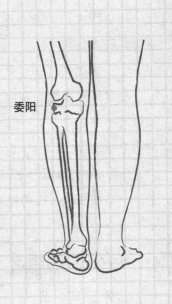

委阳

【做法】

可在膝弯筋肉分界处外侧，以大拇指用力按压数次，每次压30秒，一日按3次，或用拳头下缘以柔劲敲打此处5分钟，一日敲数次。

吴医师食疗 小贴士

多吃能明目化瘀的黑豆制品、菠菜、芹菜，及能补血养肌与改善膀胱机能的桂圆糙米粥，就会有明显的改善。

第三节　牵引脊椎的腰痛

腰痛，痛到感觉好像牵引到脊椎骨内侧。《黄帝内经》指出：宜在足少阴肾经针灸或按摩、敲打数分钟，如复溜穴。

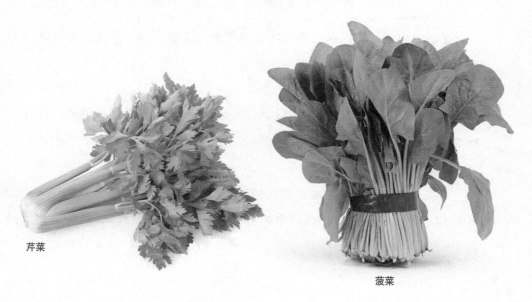

芹菜

菠菜

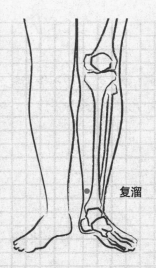

复溜

复溜穴

【说明】

出自《灵枢》本输篇，属于足少阴肾经。复就是往来的意思，溜与流同，足少阴肾经环内踝一周之后，别入足跟中，再循于小腿内，以复其上直流的正道，所以叫作复溜穴。

【位置】

在小腿内侧，由内踝高点旁的凹陷中直上二寸（约三指宽），当跟腱的前缘，左右各有一穴。

【主治】

主治足部萎缩、腿肿、腰痛、水肿、腹胀、泄泻、肠鸣、盗汗、自汗、热病汗不出。

【做法】

可在小腿内侧靠近足内踝的内侧边缘，以大拇指用力按压数次，每次压30秒以上，一日按数次，或用拳头下缘以柔劲轻轻敲打此处5分钟，一日敲数次。

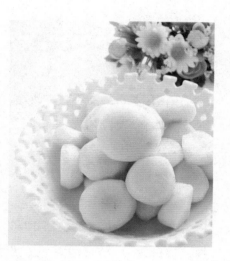

吴医师食疗 小贴士

　　多吃能入肾滋润脊柱的无糖纯仙草茶（至市场购买，或到药店购买干仙草自己煮来喝）、荸荠（削皮，烫一下，即可吃）就会有明显的改善。

第四节　如背负重物一样的腰痛

　　背部好像背负重物，腰痛会牵引脖子、背脊与臀部都痛。《黄帝内经》指出：宜在足太阳膀胱经针灸或按摩、敲打数分钟，如委中穴。

委中穴

【说明】

　　出自《灵枢》经的本输篇，属于足太阳膀胱经。委中是委寄膝盖弯曲的腘窝的中央，所以叫作委中穴。

【位置】

在腘窝横纹中央（膝盖正后方肌肉突起处中央），左右各一穴。

【主治】

主治髋关节活动不利、腰痛、膝盖周围抽筋、下肢痿痹、半身不遂、上吐下泻、丹毒、流行疫病感染等。

【做法】

趴着，在膝盖正后方凸起的大筋中点，以大拇指用力按压数次，每次压30秒以上，松开、再按，每日数回。若感觉不大，可用肘尖加点劲道按压此处，一日按3～5次。通常被按压委中穴时，没有人不痛得哇哇大叫的，但短暂痛一下，腰痛就会好很多。

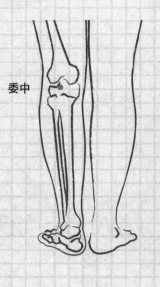

委中

吴医师食疗 小贴士

可多吃能帮助止痛顺筋的清蒸绿色花椰菜、炒菠菜、青木瓜等，腰痛就会有明显的改善。

第五节　引起头昏眼花的腰痛

腰痛，痛到会牵连至脊椎两侧作痛，上至头颈，肢体牵引有紧张感（拘急），不舒畅，头眼昏花，感觉快要跌倒了。《黄帝内经》指出：宜在足太阳膀胱经针灸或按摩、敲打数分钟，如委中穴。

委中穴

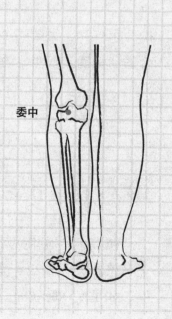

委中

【说明】

出自《灵枢》本输篇，属于足太阳膀胱经。本穴名意指膀胱经的湿热水气在此聚集。

【位置】

在腘窝横纹中央（膝盖正后方肌肉突起处中央），左右各一穴。

【主治】

主治髋关节活动不利、腰痛、膝盖周围抽筋、下肢痿痹、半身不遂、上吐下泻、丹毒、流行疫病感染等。

【做法】

可在膝盖正后方的浮起筋肉中点，以大拇指用力按压数次，每次压30秒以上，一日按数次，或用拳头下缘以柔劲敲打此处5分钟，一日敲数次。若感觉不大，可用肘尖加点劲道按压此处，一日按3～5次。

吴医师食疗 小贴士

多吃生莲藕汁（生莲藕一块，洗净，焯烫，切小块，加白开水打汁，去渣喝），常饮腰痛症状就会有明显的改善。

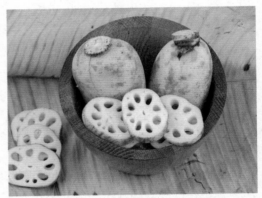

莲藕

第六节 似弓弩紧绷的腰痛

腰痛时，腰似弓弩上弦般紧绷，人变得沉默寡言，精神不爽。《黄帝内经》指出：宜在足厥阴肝经对应部位针灸或按摩、敲打数分钟，如足太阳膀胱经的飞扬穴。

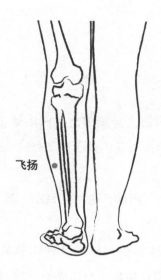

飞扬

飞扬穴（或称飞阳穴）

【说明】

出自《灵枢》经脉篇，属于足太阳膀胱经。飞扬，阳气飞扬，指足太阳络脉向旁散布。飞，指穴内物质是天部之气。扬，指穴内物质扬而上行。飞扬指膀胱经气血在此吸热上行。本穴物质是膀胱经跗阳至阴各穴吸热上行的水湿之气，在本穴的变化是进一步的吸热蒸升。也就是这个穴位是足太阳之络，对该穴下针可急速如飞地通至足少阴肾精，又沟通阴跷与阳跷，使人矫健，举步如飞扬。

【位置】

位于小腿后侧，由外踝高点与跟腱之间凹陷处（昆仑穴）直上七寸（约患者九指宽），当小腿肚中点（承山穴）斜下外开约一指处，左右各一穴。

【主治】

主治腰背痛、腿软无力、痔疾、头痛、目疾、鼻塞、鼻衄等。

【做法】

可在腿肚与足跟之间外侧摸到似串珠样硬结处，以大拇指用力按压数次，每次压30秒以上，一日按数次。或用拳头下缘以柔劲敲打此处5分钟，一日敲数次。

吴医师食疗 小贴士

多吃山楂茶（能化滞行瘀，以山楂三钱，三碗水，煮开后加黑糖）、温的七叶胆茶（能舒肝理筋），坚持下去腰痛症状就会有明显的改善。

第七节　牵扯下腹的腰痛

腰痛时，牵扯下腹部左右与胁下，且身体无法后仰。《黄帝内经》指出：宜在足太阳膀胱经针灸或按摩、敲打数分钟，如下髎穴。

下髎穴

【说明】

出自《甲乙经》，属足太阳膀胱经，下髎者，八髎穴之中居其下者，故名。

【位置】

在第四骶后孔中，左右各一。

【主治】

主治腰痛、小腹痛、小便不利、便秘、白带等。

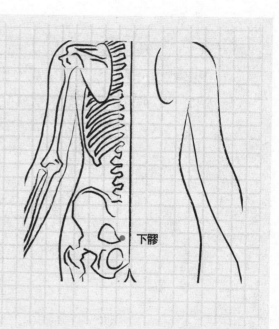

下髎

【做法】

可在尾椎第四椎两侧一指宽处（也就是在尾骨端往上约二指宽处，再往左右各约一指处），以大拇指用力按压数次，每次压30秒以上，一日按数次。或用拳头下缘以柔劲敲打此处5分钟，一日敲数次。

吴医师食疗 小贴士

多吃吻仔鱼稀饭或用茄子烘干研成粉末配白酒送服（每次8克，晚饭前服之），坚持下来腰痛症状就会有明显的改善。

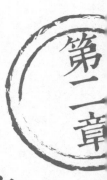

无法弯腰俯仰或转腰的腰痛

第一节　后仰时更痛的腰痛

腰痛，不能弯腰俯仰，后仰时觉得更痛且生怕会跌倒。《黄帝内经》指出：宜在衡络之脉针灸或按摩、敲打数分钟，如殷门穴。

殷门穴

【说明】

出自《甲乙经》，属于足太阳膀胱经。殷有居中、丰厚的意思，本穴位于大腿后侧肌肉丰满处之正中，具有化瘀散结的通泄功能。

【位置】

在臀下横纹中央与腿后弯时会形成的腘横纹中央的连线上，由臀横纹中央往下六寸（八指宽）处，左右各一穴。

【主治】

主治腰腿痛、下肢痿痹、瘫痪等。

【做法】

可在腰腹系皮带的位置按摩，这里就是衡络之脉，也就是衡络腰间的带脉所在，并在大腿后面中点的上下，以大拇指用力按压殷门穴数次，每次压30秒，一日按3次，或用拳头下缘以柔劲敲打此处5分钟，一日敲数次。

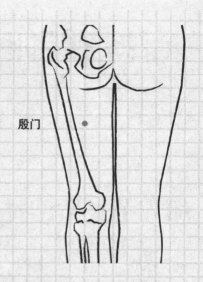

殷门

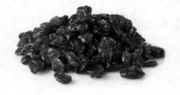

蔓越莓干

吴医师食疗 小贴士

多食用能补血活血的红葡萄汁（连皮榨汁）、樱桃（干）、蓝莓（干）、蔓越莓干，坚持下来腰痛症状就会有明显的改善。

养腰活腿，身体就轻松

第二节　引起举动不便的腰痛

腰痛，痛到好像快要折断一般，不能俯仰，且举动不便。《黄帝内经》指出：宜在足太阳膀胱经针灸或按摩、敲打数分钟，如肾俞穴。

肾俞穴

【说明】

出自《灵枢》背俞篇，属于足太阳膀胱经，是肾的背俞穴。这个"俞"念shù，是转输、运输、交通、传输的意思，肾俞穴内应肾脏，是肾气在背部输注、转输之处，是治疗肾腰病的要穴。

【位置】

腰部，当第二腰椎棘突下（肚脐正后方），向左或向右旁开一寸半（约二指宽）处，左右各有一穴。

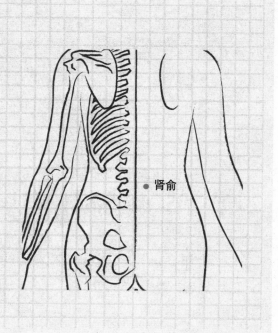
肾俞

【主治】

主治肾虚腰痛、遗精、阳痿、精冷无子、遗尿、耳鸣、耳聋、目昏、月经不调、白带异常。

【做法】

足太阳膀胱经由头走向脚，经过背部中心线的两旁，因此可在脊椎两侧，由上往下以大拇指用力按压数次，每次压30秒以上，一日按数次，或用拳头下缘以柔劲轻轻敲打肾俞穴5分钟，一日敲数次。

吴医师食疗 小贴士

多吃西梅干（能补血通便顺经络）、葡萄干（能去筋骨湿痹，益气倍力）、麻油炒猪腰（补肾壮腰）等能改善腰痛症状。

第三节　刺痛且无法俯仰的腰痛

腰痛，痛得像是用针刺入皮肤一样，无法弯腰、俯仰或转腰顾盼，病患频频抚摸痛处。

《黄帝内经》指出：宜在足少阳胆经针灸或按摩、敲打数分钟，如阳陵泉穴。

阳陵泉穴

【说明】

出自《灵枢》本输篇，属于足少阳胆经，八会穴之一，筋会阳陵泉。本穴在膝外突出，陵高于丘，穴下有外丘，有丘陵，与膝内侧的阴陵泉斜对，所以叫作阳陵泉穴。

【位置】

在小腿外侧，当腓骨小头前下方凹陷中，左右各一。

【主治】

主治胁肋痛、半身不遂、下肢瘫痪麻木、膝髌肿痛、脚气、口苦、呕吐、黄疸等。

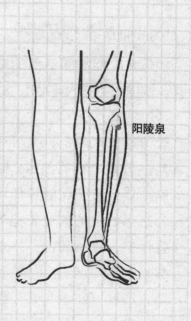

阳陵泉

【做法】

在膝下外侧斜下方腓骨头突起下凹处，以大拇指用力按压数次，每次压30秒以上，松开，再按，一日数次，或用拳头下缘以柔劲敲打阳陵泉穴5分钟，一日敲数次。

吴医师食疗 小贴士

常吃能舒筋活血的奇异果（洗净，去蒂及尾巴，切成1厘米厚的圆形薄片），下午或晚饭前连皮吃两个；也可刷去果毛，但其实有毛无妨，咀嚼后剩一点点渣子，吐掉即可，因为蔬果的皮的营养不输果肉，且性温，果肉较冷，搭配吃不会肚子疼。倘若是黄金奇异

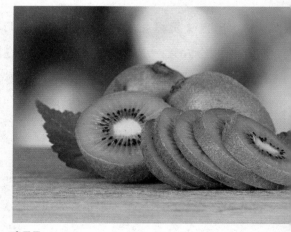

奇异果

果，那就更好吃、更有营养（但也贵一些）。此外，常吃青苹果（去心，连皮吃，能通便舒筋），常喝温桂花蜂蜜水（止痛）和不冰的金橘柠檬茶（要够酸才有用，能化痰通络），都会对腰痛症状有明显的改善。

第四节　无法转腰回顾的腰痛

腰痛无法转腰回顾，勉强回顾则眼花缭乱，容易产生不良情绪。《黄帝内经》指出：宜在足阳明胃经针灸或按摩、敲打数分钟，特别是足三里穴、上巨虚穴、下巨虚穴等穴道。

足三里穴

【说明】

出自《灵枢》本输篇。本穴位于外膝眼下三寸处，属于足阳明胃经。

【位置】

在小腿外侧，屈膝，外膝凹处往下三寸（约四指宽），再由胫骨前缘往外一横指宽处，在胫骨前肌中，左右各有一穴。

【主治】

主治腰酸背痛、胁痛、膝痛、胫痛、脚气、中风瘫痪、腹痛、胃痛、腹胀、痢疾、呕吐、腹泻、打嗝不止、气喘、咳嗽、失眠等。

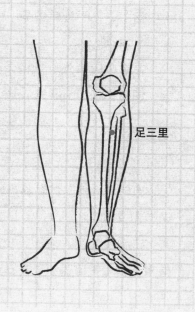

足三里

上巨虚穴

【说明】

出自《灵枢》本输篇，属足阳明胃经。巨虚是指跷脚抬腿时，在胫骨外侧缘呈现的巨大条形凹陷，本穴在此凹陷之上方。

【位置】

在小腿前外侧，屈膝，由足三里穴再往下三寸（约四指宽）处，胫骨前缘一横指（中指），在胫骨前肌中，左右各有一穴。

【主治】

主治中风瘫痪、腹痛、腹胀、肠鸣、痢疾、便秘、肠痈、脚气。

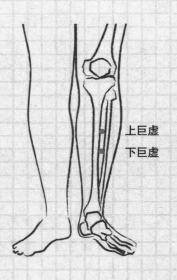

上巨虚
下巨虚

下巨虚穴

【说明】

出自《灵枢》本输篇，属于足阳明胃经。

【位置】

在小腿外侧，屈膝，由上巨虚穴再往下三寸（约四指宽），胫骨前缘一横指，在胫骨前肌中，左右各有一穴。

【主治】

主治腰脊痛牵引睾丸、下肢痿痹、小腹痛、乳房肿块。

【做法】

可在膝下外侧斜下方腓骨头突起或在小腿胫骨外侧的上下沿线，以大拇指用力连续按压数次，每次压30秒以上，松开，再按，一日数次，或用拳头下缘以柔劲敲打上、下巨虚穴各5分钟，一日敲数次。

吴医师食疗 小贴士

多吃能开心安神的百合银耳羹（安神、滋润关节）、藕粉（活血安神）、金针菇汤（忘忧开心），腰痛症状就会有明显的改善。

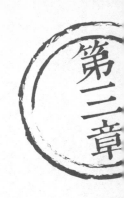

第三章

会有恐惧的腰痛

第一节　快折断的腰痛

腰痛，痛到腰有快被折断的感觉，好像必须时时刻刻挽着腰带一般，常常会有莫名的恐惧感。《黄帝内经》指出：宜在解脉（足太阳膀胱经较小的经络，腿部后中央线旁边细路）针灸或按摩、敲打数分钟。

【做法】
可在膝盖正后方找寻有黍米样瘀滞的血络（小硬块），按摩数分钟，一日数次，或用拳头下缘以柔劲敲打此处数分钟，一日敲数次。

吴医师食疗 小贴士

多喝能化瘀固腰的莲藕茶、紫菜汤、当归首乌乌鸡汤，腰痛症状就会有明显的改善。

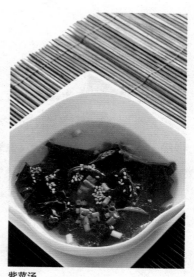

紫菜汤

第二节　会悲恐的腰痛

腰痛，痛处的经脉突然肿胀怒张，痛得厉害时，会有悲伤与恐惧感。《黄帝内经》指出：宜在飞扬之脉针灸或按摩、敲打数分钟，如飞扬穴。

飞扬穴（或称飞阳穴）

【说明】

出自《灵枢》经脉篇，属于足太阳膀胱经。飞扬，阳气飞扬，指足太阳络脉向旁散布。飞，指穴内物质是天部之气。扬，指穴内物质扬而上行。飞扬指膀胱经气血在此吸热上行。本穴物质是膀胱经跗阳至至阴各穴吸热上行的水湿之气，在本穴进一步吸热蒸升。也就是这个穴位是足太阳之络，对它下针可急速如飞地通至足少阴肾经，又沟通阴跷与阳跷，能使人矫健，举步如飞翔。

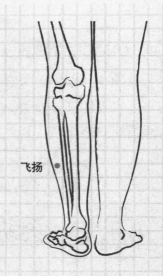

飞扬

【位置】

在小腿后侧，由外踝高点与跟腱之间凹陷处（昆仑穴）直上七寸（约九指宽，膝眼至外踝尖为十六寸），当小腿肚中点（承山穴）斜下外开约一指处，左右各一。

【主治】

主治腰背痛、腿软无力、痔疾、头痛、目疾、鼻塞、鼻衄等。

【做法】

在小腿后面约一半下缘处，以大拇指用力按压数次，每次压30秒，一日按3次，或用拳头下缘以柔劲敲打飞扬穴5分钟，一日敲数次。

吴医师食疗 小贴士

多吃炒熟放冷的冬瓜（能散热毒、消肿痛），多喝桑葚果汁醋（能化瘀、消胀、止痛）；或用几颗去壳的生栗子打成泥状外敷，可消瘀血解疼痛；或取韭菜一把捣烂，用纱布敷肿胀处数小时，能化瘀、消胀，每日一次，疼痛症状就会有明显的改善。此外，还可多喝金针菇汤来调节悲恐的情绪。

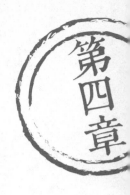

有肿胀的腰痛

第一节　小锤梗死的腰痛

　　腰痛，其痛如有小锤梗死在腰中，感觉经脉肿胀怒张。《黄帝内经》指出：宜在同阴之脉（腿部外侧中线左右较为细小的经络）针灸或按摩、敲打绝骨穴数分钟。

绝骨穴

【说明】

　　又名悬钟穴，出自《甲乙经》，属于足少阳胆经，八会穴之一。本穴是身体内所有的髓启动的关键处。有胫前动脉及腓动脉支搏动，似钟悬挂，又穴居腓骨下端，好像镜子悬在那里，所以也称作"悬钟"。

106　养腰活腿，身体就轻松

【位置】

在外踝高点上三寸（约四指宽），腓骨后缘，腓骨长、短肌腱之间凹陷处，左右各有一穴。

【主治】

主治中风、半身不遂、颈项痛、腹胀、胁痛、下肢痿痹、足胫痉挛疼痛等。

【做法】

可在小腿外侧的外踝尖往上四指宽处，以大拇指用力按压数次，每次压30秒，一日按3次，或用拳头下缘以柔劲敲打绝骨穴数分钟，一日敲数次。

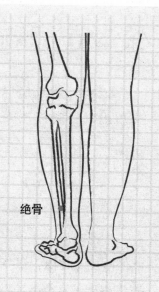

绝骨

吴医师食疗 小贴士

多喝能消胀通脉的酸梅汁，常吃橄榄、葫芦（瓠瓜）等，腰痛就会有明显的改善。

第二节　腰痛处经脉肿胀怒张

腰痛，感觉经脉不畅、不通。《黄帝内经》指出：宜在阳维脉或承山穴针灸或按摩、敲打数分钟。

承山穴

【说明】

出自《灵枢》卫气篇，属于足太阳膀胱经。意思是能承受全身如山之重，当挺身用力时，穴处肌肉特征尤其明显。

【位置】

位于腓肠肌的肌腹下，约在小腿后面中央处（小腿的一半），左右各有一穴。

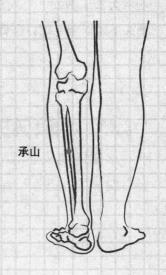

承山

这个穴道的位置，其实就是支撑人体整个重量的关键点，所以穴名为承山，承接人体这座山的要塞处，可见这个穴道的重要性。

【主治】

主治腰痛、腿部寒冷抽筋、各种痔疾、痔漏疼痛等。

【做法】

可在左右身体中线附近按摩阳维脉，或在腿部后面，小腿肚中点的承山穴，以大拇指用力按压数次，每次压30秒，一日按3次，或用拳头下缘以柔劲敲打此处5分钟，一日敲数次。

吴医师食疗 小贴士

每天早晚饭后喝一杯鲜榨的丝瓜水（能通经络、祛风湿、清热凉血）或无糖黑豆浆（能利尿解毒）。若外用，可将丝瓜加上用葱须及花椒各一大匙，以热开水冲闷数分钟后，熏3～5分钟，再洗之，每日一次，长期坚持，腰痛症状就会有明显的改善。

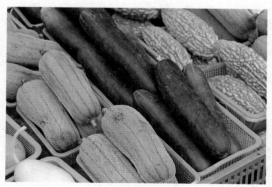

丝瓜

第三节　下腹胀满的腰痛

腰痛时，下腹两侧感觉胀满。《黄帝内经》指出：宜在足厥阴肝经穴位针灸或按摩、敲打数分钟，如行间穴。

行间穴

【说明】

出自《灵枢》本输篇，属足厥阴肝经。本穴是足厥阴肝经所溜的荥穴（肝经的第二个穴位），由大敦穴转入足大趾与足次趾缝间。

【位置】

在第一、二趾的趾缝间的趾蹼缘之后方。

【主治】

主治胁痛、抽搐、腹胀、疝痛、失眠、小便不利、尿痛、月经不调、痫症、头痛、眩晕、口眼㖞斜等。

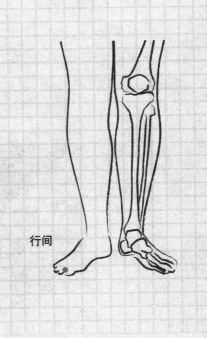

行间

【做法】

可在两脚足背的第一、二趾趾缝间，以大拇指用力按压数次，每次压30秒以上，一日按数次。

吴医师食疗 小贴士

多喝能入肝顺筋的酸梅汁、陈皮梅汁、青木瓜鱼汤，腰痛症状就会有明显的改善。

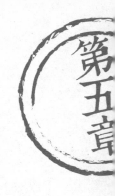

感冒引起的腰痛

第一节　腰痛时不断地出汗

　　腰痛发作时不断地出汗，汗止就口渴，想饮水，饮水后又坐卧不安。《黄帝内经》指出：宜在会阴之脉，即足太阳膀胱经的中段，针灸或按摩、敲打数分钟，如承筋穴。

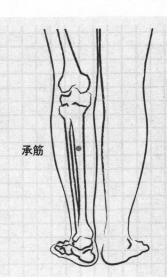

承筋穴

【说明】

属于足太阳膀胱经，膀胱经的上行阳气在此化风而行。

【位置】

由腘窝的横纹中央往下三指处，左右各一穴。

承筋

【主治】

主治腰背拘急、腿痛转筋、痔疾等。

【做法】

可在小腿后面上四分之一处的周围，以大拇指用力按压数次，每次压30秒以上，一日按数次。或用拳头下缘以柔劲敲打承筋穴5分钟，一日敲数次。

吴医师食疗 小贴士

多喝止汗通络的红枣桑叶茶、甘麦大枣汤，腰痛症状就会有明显的改善。

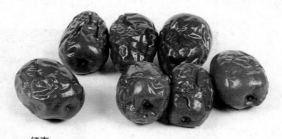

红枣

● **红枣桑叶茶**：至中药房购买干桑叶、红枣各250克，每次用手抓一把桑叶，取7枚红枣（于表皮划开几道），加10碗水，煮成茶色，去渣，小口小口地喝。

● **甘麦大枣汤**：至中药房购买炙甘草12克，浮小麦20克，大枣9枚为一帖，加水5碗，小火煎煮至一半，加水4碗再煎一次至一半，分3次于三餐前喝。

第二节 发热时的腰痛

腰痛发热而引发烦躁不安，腰下好像有根横木梗阻其中，严重时会引起遗尿。《黄帝内经》指出：宜在散脉（也就是足少阴肾经腿部分的分支）针灸或按摩、敲打数分钟。

可在肾经腿部经络外侧横络呈缠束状的经脉（较明显的青筋），用手按摩或用拳头下缘以柔劲敲打此处数分钟，一日数次。

吴医师食疗 小贴士

多喝无糖仙草茶（清热、凉血、利尿、通经络）、黑木耳饮品（能清热、化瘀、润关节）、不加冰不加糖的现榨西瓜汁（清热、降火、利尿），腰痛等症状就会有明显的改善。

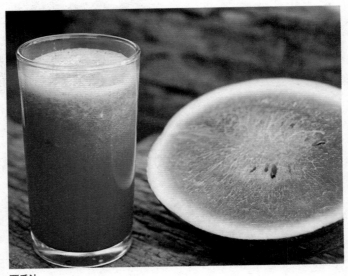

西瓜汁

第三节　不敢咳嗽的腰痛

腰痛时不敢咳嗽，怕会引起抽筋（筋脉挛缩拘急）。《黄帝内经》指出：宜在肉里的脉（也就是奇经八脉的阳维脉）以穴位针灸或按摩，如金门穴、阳交穴。

金门穴

【说明】

出自《甲乙经》，属足太阳膀胱经。本穴位于申脉穴前下方，犹如申脉的门户，故得名。

【位置】

在足外侧，当外踝前缘直下，骰骨下缘处，左右各有一穴。

【主治】

主治腰痛、下肢痹痛、外踝痛、癫痫、小儿惊风。

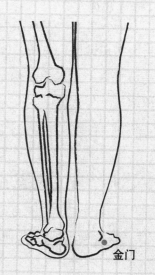

金门

阳交穴

【说明】

出自《甲乙经》，属于足少阳胆经。交的意思是"交汇"，在下肢部，足阳明胃经行前面，足太阳膀胱经行后面，足少阳胆经行前后两经分肉之间，本穴为阳维脉的郄穴，当四条阳经依旁交错处而得名。

【位置】

外踝高点上七寸（一手掌长度），腓骨后缘，左右各有一穴。

【主治】

主治胸胁胀满、下肢痹痛、侧腰痛。

【做法】

在小腿外侧中点及外踝斜下方处，以大拇指用力按压数次，每次压30秒以上，一日按数次，或用拳头下缘以柔劲敲打阳交穴数分钟，一日敲数次。

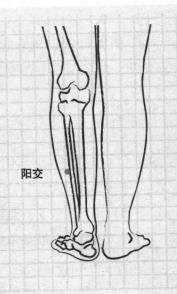

阳交

吴医师食疗 小贴士

多吃银耳莲子羹（能润肺通络、活化关节）、橘饼（中药房有售，能行气散结、化痰消滞），不适症状就会有明显的改善。

第四节　上半身恶寒的腰痛

腰痛时，上半身会感觉恶寒。《黄帝内经》指出：宜在足太阳膀胱经及足阳明胃经穴位针灸或按摩、敲打数分钟，如风门穴、丰隆穴。

风门穴

【说明】

出自《甲乙经》，属于足太阳膀胱经。风门指风邪出入之门。

【位置】

在第二胸椎棘突下再往左或往右旁开一寸半（二指宽）处。

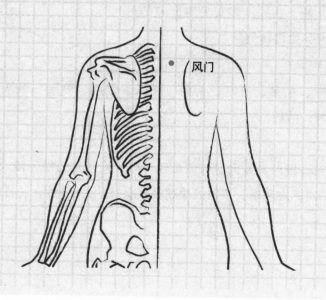

风门

【主治】

主治伤风咳嗽、发热、恶寒、颈部僵硬、腰背疼痛。

丰隆穴

【说明】

出自《灵枢》经脉篇，属于足阳明胃经。丰是丰满，隆是隆起，说明肌肉至此而丰满，也因为足阳明胃经多气多血，气血到此聚而隆起，故名。

【位置】

在小腿外侧，由外膝眼至外踝高点的一半，胫骨前缘外二横指处。

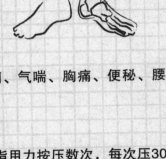

丰隆

【主治】

主治咳嗽、痰多、恶寒、头痛、眩晕、癫痫、气喘、胸痛、便秘、腰重、下肢痿痹、肿痛。

【做法】

读者可在脊椎两侧及大腿外侧棱线，以大拇指用力按压数次，每次压30秒，一日按3次，或用拳头下缘以柔劲轻轻敲打此处5分钟，一日敲数次。

养腰活腿，身体就轻松

吴医师食疗 小贴士

多吃能散寒化瘀的九层塔炒青仁鸭蛋、葱花稀饭、白萝卜汤。

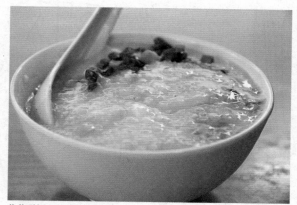

葱花稀饭

第五节　上半身发热的腰痛

腰痛时，上半身会觉得发热。《黄帝内经》指出：宜在足厥阴肝经及足太阴脾经穴位针灸或按摩、敲打数分钟，如期门穴、三阴交穴。

期门穴

【说明】

出自《伤寒杂病论》，属于足厥阴肝经，是气血出入的始终，贯膈交阳明，出太阴，是阴精注入的户，故名。凡是穴名有"门"的，都是要穴。

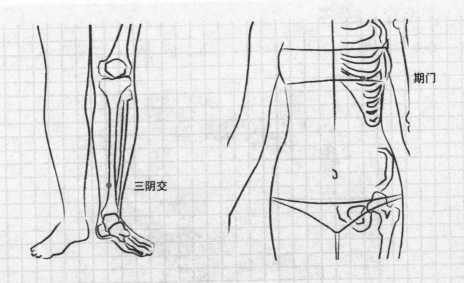

期门

三阴交

【位置】

乳头直下的第六肋间隙，左右各有一穴。

【主治】

主治胁腰痛、热证、郁症、腹胀、打嗝不止、乳房肿块等症。

三阴交穴

【说明】

出自《甲乙经》，属于足太阴脾经，是足太阴脾经、足厥阴肝经、足少阴肾经三经的交汇处，所以称为三阴交。

【位置】

在小腿内侧，由内踝高点直上三寸（约四指宽，小腿内侧下四分之一中央处），胫骨内侧面后缘，左右各有一穴。

【主治】

主治下肢痿痹、身重、水肿、男女生殖系统疾病、腹痛、腹泻、肠鸣、头痛、虚热、失眠等症。

【做法】

可由下往上按摩小腿中线，并在乳房下缘的第六肋间隙及内踝高点直上四指宽的小腿内侧中线上，以大拇指用力按压数次，每次压30秒以上，一日按数次。或用拳头下缘以柔劲轻轻敲打此处5分钟，一日敲数次。

吴医师食疗 小贴士

多吃生苦瓜沙拉，多喝清苦瓜汤、奇异果汁、青葡萄汁，腰痛症状就会有明显的改善。

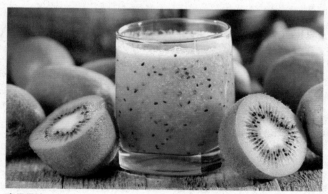

奇异果汁

第六节　发冷且无法左右回望的腰痛

腰痛时，上半身感觉寒冷，不能左右回望。《黄帝内经》指出：宜在足阳明胃经穴位针灸或按摩、敲打数分钟，如"气户穴"。

气户穴

【说明】

出自《甲乙经》，属于足阳明胃经。气户是交经气出入的户，又是肺的上部，肺主气，此穴实与五脏之气相通，故名气户。

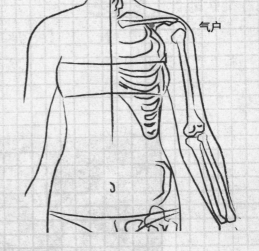

气户

【位置】

在锁骨中点的下缘，由身体前中央线往左或往右旁开四寸（约六指宽）。

【主治】

主治胸胁痛、咳嗽、气喘、打嗝气逆、胸部胀满等症。

【做法】

可按摩整条胃经经络，并在两侧锁骨中点的下缘，以大拇指按压数次，每次压30秒以上，一日按数次。或用拳头下缘以柔劲轻轻敲打气户穴5分钟，一日敲数次。

多喝暖身止疼的大头菜汤、南瓜汤、红糖姜汤、洋葱汤，腰痛症状就会有明显的改善。

第七节　伴随喘促的腰痛

腰痛时，有内热，且喘促。《黄帝内经》指出：宜在足少阴肾经及足太阳膀胱经穴位针灸或按摩、敲打数分钟，如照海穴、委中穴。

照海穴

【说明】

出自《甲乙经》，属于足少阴肾经。照是光照；海是百川所归。本穴位于然谷穴之后，然谷属足少阴肾经荥穴（肾经第二个穴道），五行属火，好像龙雷之火有光照之象，且因阴跷脉发生于本穴，肾气归聚似海，故此得名。

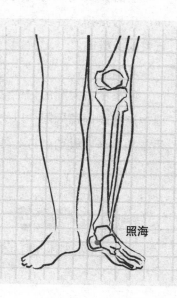

照海

【位置】

在内踝下缘凹陷处，主治腰肾疾病、气喘、失眠、癫症、咽喉干痛、便秘、小便不利或频数、子宫下垂、阴痒、白带异常、月经不调等。

委中穴

【说明】

出自《灵枢》本输篇，属于足太阳膀胱经。委中的意思是委寄于腘窝的中央。

委中

【位置】

委中穴在腘窝横纹的中央（站立时膝盖正后方肌肉突起处的中央），左右各一穴。

【主治】

主治髋关节活动不利、腰痛、膝盖周围抽筋、下肢痿痹、半身不遂、上吐下泻、丹毒、流行疫病感染等。

【做法】

可在左右大腿的内侧边缘按摩、敲打数分钟，并在膝盖正后方凸起的大筋中点及脚内踝周围，以大拇指用力按压数次，每次压30秒，一日按3次，或用拳头下缘以柔劲敲打此处数分钟，一日敲数次。

吴医师食疗 小贴士

多吃能清热化痰的荸荠、西瓜皮（煮汤）、水梨（连皮吃）。

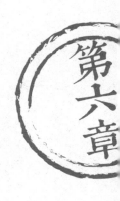

其他腰部问题

第一节　急性腰扭伤

如果您不慎摔倒而扭伤腰部，甚至没办法自己站起来，倘若您又是自己一个人，在当下根本无法移动，这时候该怎么办呢?

腰痛点穴

当感觉腰部的两侧很痛、很紧，可以用自己的大拇指用力掐两手手背的经外奇穴——腰痛点穴，它位在第二、三掌骨和第四、五掌骨之间，腕横纹与掌指关节的中点，左右手共四穴，按压后可缓和疼痛，然后慢慢移动身体去就医。

125

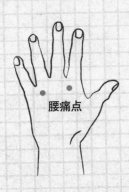

腰痛点

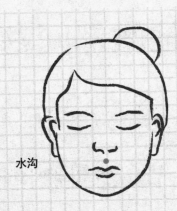

水沟

水沟穴（人中）

当感觉腰部的正中很痛很紧，您可以用自己的大拇指用力掐人中的水沟穴几次，即可缓和疼痛，此时便可慢慢移到电话旁去求救。

【说明】

出自《甲乙经》，属督脉穴位，位于鼻柱下沟中央，这个穴位夹于手阳明大肠经与足阳明胃经之中，有如经水交汇，所以叫作水沟穴。

【位置】

它在人中沟中的三分之一与三分之二的交界处，全身只有一穴。

【主治】

主治腰脊强痛、昏迷、中风、癫狂、痫症、躁郁症、小儿惊风、口眼㖞斜、面肿、牙关紧闭。

吴医师食疗 小贴士

常吃能活血化瘀的姜醋，直到腰扭伤好转了为止。做法是用一碗的乌醋、一大匙的生姜汁，稍微滚一下，吃饭时每一口食物都蘸一点姜醋再一起下肚。

第二节　伴随大便困难的腰痛

腰痛，兼有大便困难。《黄帝内经》指出：宜在足少阴肾经穴位针灸或按摩、敲打数分钟，如涌泉穴。

涌泉穴

【说明】

出自《灵枢》本输篇。本穴位于足底，居人身的最低位，属于足少阴肾经，"所出为井"，如水之源头，经气犹如泉水涌出于下，故此得名。

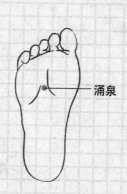

——涌泉

【位置】

在脚底，卷足时脚底前部凹陷处，约当足底第二、三趾趾缝纹头端与足跟连线的前三分之一与后三分之二交点上（脚趾头不算在内）。

【主治】

主治腰肾疾病、大便困难、小便不利、昏厥、头痛、头昏、目眩、舌干、咽喉痛、失音、足心热等。

【做法】

可在足趾跖屈时的足底呈凹陷处，以大拇指用力按压数次，每次压30秒以上，一日按数次。或用拳头下缘以柔劲敲打此处5分钟，一日敲数次。

吴医师食疗 小贴士

多吃能通便化瘀的柿饼、栗子羊羹、栗子粥，腰痛症状就会有明显的改善。

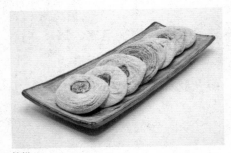

柿饼

中医观察发现，风、寒、湿之邪侵入经络，或是意外撞击跌倒，导致气血不通畅，就会使肢体或关节酸痛麻木或屈伸不利，尤其年长者的膝盖、关节、小腿、脚踝或足跟等，都经常会有不同位置或状况发生。

腿痛缓解

穴位说明与食疗

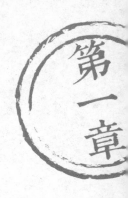

腿痛引发的问题

第一节　腿痛且全身痛

不仅两脚酸痛，全身也有疼痛感，宜按摩、敲打数分钟或针灸大包穴、申脉穴、后溪穴。

大包穴

【说明】

出自《灵枢》经脉篇，属于足太阴脾经，是脾的大络，别名"大胞"，因比喻总统阴阳各经络，灌溉五脏，无所不包，治实证的一身尽痛，虚证的百脉皆纵，故而得名。

【位置】

位在腋窝下六寸，腋中线上，当腋窝中心和第十一肋尾端连线（十二针

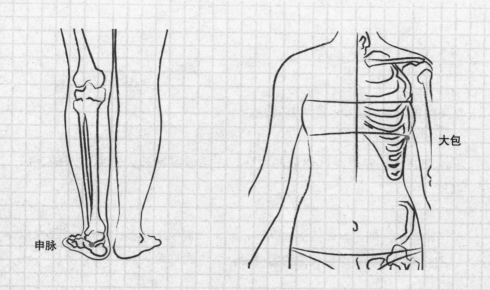

大包

申脉

灸寸）之中点处，左右各有一穴。大包穴是脾的大络，可网罗一身之气。

【主治】

主治全身的疼痛、四肢无力、胸胁痛、气喘等。

【做法】

以大拇指按压30秒，连续按压5次以上，或用空掌以敲打数分钟，如右手掌拍打左侧大包穴。左右穴都做。

申脉穴

【说明】

出自《甲乙经》，属于足太阳膀胱经，是奇经八脉交汇穴之一，通于阳跷脉。申就是伸展，因穴位于外踝之下，是阳跷脉（奇经八脉之一）所生，直接关系足关节及全身的筋脉伸展，故名申脉穴。

【位置】

在外踝正下方凹陷中，左右各有一穴。

【主治】

可通阳跷脉，畅通身体侧面的循环，主治腰腿酸痛、癫痫、头痛、失眠、眩晕。

【做法】

可通阳跷脉，畅通身体侧面的循环，以大拇指按压30秒，连续按压5次以上，或握空拳以拳头下缘肌肉敲打数分钟。左右穴都做。

后溪穴

【说明】

出自《灵枢》本输篇，属手太阳小肠经。后，是手小指本节之后；溪是小沟。手小指外侧握拳肉起如山峰，按之似小豁之曲，故而得名。

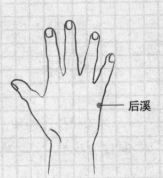

——后溪

【位置】

小指外侧，第五指关节处。

【主治】

主治头颈疼痛、腰背痛、手指及肘臂痉挛。

【做法】

后溪穴可通身体后中央线的督脉，贯通整个背后的气血，以大拇指按压30秒，连续按压5次以上，或握空拳以拳头下缘肌肉敲打数分钟。左右穴都做。

吴医师食疗 小贴士

多喝能去瘀血、生血的莲藕清汤（或莲藕茶、莲藕粉）、不冰的桂花蜂蜜水。

第二节　膝关节痛

宜按摩、敲打数分钟或针灸犊鼻穴、内膝眼穴、鹤顶穴、阳陵泉穴、阴陵泉穴。

犊鼻穴

【说明】

属于足阳明胃经。犊是小牛。膝部髌韧带两旁凹陷有如牛犊鼻孔，穴在其中，故名。《类经图翼》曰："在膝髌下，胻骨上，骨解大筋陷中，形如牛鼻，故名。"《医宗金鉴》："膝盖骨下，胻骨上陷中，俗名膝眼。此外陷中，两旁有空，状如牛鼻，在外侧者故又称'外膝眼'。"

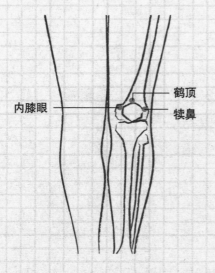
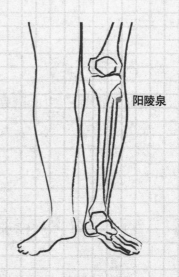

内膝眼 —— 鹤顶

犊鼻

阳陵泉

【位置】

屈膝，在髌骨下缘，髌韧带外侧凹陷中，左右各有一穴。

【主治】

主治膝痛、麻木、屈伸不利、脚气。

【做法】

以大拇指按压30秒，连续按压5次以上。或以掌心搓热。左右穴都做。

内膝眼穴

【说明】

属经外奇穴。膝关节的髌骨下两侧有凹陷，形如眼窝，所以称为膝眼，其穴在内侧者叫作内膝眼。

【位置】

屈膝，在髌骨下缘，髌韧带内侧凹陷中，左右各有一穴。

【主治】

主治膝痛，下肢无力。

【做法】

以大拇指按压30秒，连续按压5次以上，或握空拳以拳头下缘肌肉敲打数分钟。左右穴都做。

鹤顶穴

【说明】

属于经外奇穴。膝关节状如仙鹤之头顶，穴在髌骨顶端，故名鹤顶。

【位置】

在髌骨上缘正中凹陷处，左右各有一穴。

【主治】

主治膝痛、足胫无力、下肢瘫痪等。

【做法】

以大拇指按压30秒，连续按压5次以上，或握空拳以拳头下缘肌肉敲打数分钟。左右穴都做。

阳陵泉穴

【说明】

出自《灵枢》本输篇，属足少阳胆经，属于八会穴之一，筋会阳陵泉。本穴在膝外突出，陵高于丘，此穴下有外丘、有丘陵，与膝内侧之阴陵泉斜对，故而得名。

【位置】

在膝外下方，尖骨头（腓骨小头）斜下缘筋骨间凹陷处，左右各有一穴。

【主治】

腰疼、膝盖疼痛、腿脚麻痹、关节肿痛。

【做法】

以大拇指按压30秒，连续按压5次以上，或握空拳以拳头下缘肌肉敲打数分钟。左右穴都做。

阴陵泉穴

【说明】

出自《灵枢》本输篇，属于足太阴脾经。内侧为阴，突起为陵，泉出于下。穴位于小腿内侧（阴）胫骨内侧髁（陵）之下，与阳陵泉相对，是阴筋陵结甘泉，升润宗筋，上达胸膈，以养肺原，所以称作阴陵泉穴。

【位置】

在胫骨内侧髁下缘，胫骨内缘的凹陷中，左右各有一穴。

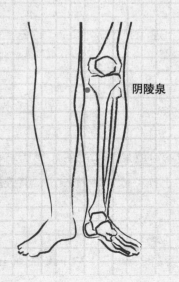

阴陵泉

【主治】

主治膝痛、腹痛、腹胀、腹泻、水肿、小便不利、遗尿、尿失禁、黄疸、痢疾、阴部痛、月经疼痛。

【做法】

以大拇指按压30秒，连续按压5次以上，或握空拳以拳头下缘肌肉敲打数分钟。左右穴都做。

吴医师食疗 小贴士

多吃能通络活血、通便排毒的蚝油芥蓝菜、烫韭菜（加上柴鱼丝更好吃），腰痛症状就会有明显的改善。

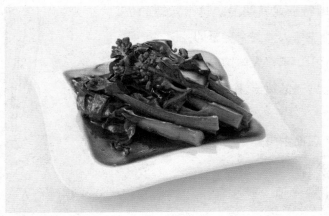

蚝油芥蓝菜

第三节　小腿麻痛或抽筋

当感觉小腿麻痛或抽筋时，宜按摩、敲打数分钟或针灸承山穴和飞扬穴。

承山穴

【说明】

出自《灵枢》卫气篇，属于足太阳膀胱经，意思是能承受全身如山之重，当伸腿用力时，穴处分肉特征尤其明显。这个穴道的位置，其实就是支撑人体整个重量的关键点，所以穴名叫作承山，承接人体这座山的要塞处，由此可见这个穴道的重要性。

【位置】

约在小腿后面中央处（小腿的一半），左右各有一穴。

【主治】

主治腰痛、腿部寒冷抽筋、痔疮等。

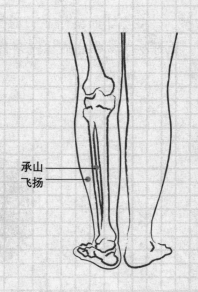

承山
飞扬

【做法】

以大拇指按压30秒，连续按压5次以上，或握空拳以拳头下缘肌肉敲打数分钟。左右穴都做。

飞扬穴

【位置】

在小腿后侧，由外踝高点与跟腱之间凹陷处（昆仑穴）直上七寸（约九指宽，膝眼至外踝尖为十六寸），当小腿肚中点（承山穴）斜下外开约一指处。左右各一。

【主治】

主治腰背痛、腿软无力、痔疾、头痛、目疾、鼻塞、鼻衄等。

【做法】

可在小腿后面约一半下缘处（腿肚与足跟之间外侧摸到似串珠样硬结处），以大拇指用力按压数次，每次压30秒，一日按3次，或用拳头下缘以柔劲敲打此处5分钟，一日敲数次。左右穴都做。

吴医师食疗 小贴士

多吃能强筋通血脉的红葡萄（葡萄汁、葡萄干亦可）或在晚餐时喝一杯红酒，腿痛或抽筋症状就会有明显的改善。

第四节　脚踝痛

　　脚踝痛时宜按摩、敲打数分钟或针灸昆仑穴、太溪穴、丘墟穴、商丘穴、解溪穴。

昆仑穴

【说明】

出自《灵枢》本输篇，属足太阳膀胱经。取名昆仑是因为上有踝骨，下有软骨，高起如山。足太阳经水，有气质升高促阳而返下之象，故而得名。

【位置】

在外踝与跟腱之间凹陷中，左右各有一穴。

【主治】

主治肩背腰腿痛、脚跟肿痛、头痛、脖子僵硬、目眩。

【做法】

以大拇指按压30秒，连续按压5次以上。左右穴都做。

养腰活腿，身体就轻松

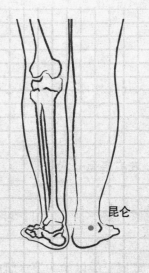
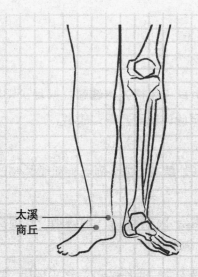

昆仑

太溪
商丘

太溪穴

【说明】

出自《灵枢》九针十二原篇，属于足少阴肾经。太溪是山之谷通于溪，溪通于川，肾藏志而喜静，出太深之溪，以养其大志，所以叫作太溪穴。

【位置】

在内踝与跟腱之间的凹陷中，与内踝高点相平。

【主治】

主治腰脊痛、月经不调、阳痿、遗精、耳疾、咽喉干痛、咯血、气喘、失眠等。

【做法】

可在脚内踝后方凹陷处，以大拇指用力按压数次，每次压30秒以上，一日按数次。或用拳头下缘以柔劲轻轻敲打此处5分钟，一日敲数次。

丘墟穴

【说明】

出自《灵枢》本输篇，属足少阳胆经。大丘叫作墟，有升高之意，胆六腧穴至此，转而升高，故名。

【位置】

在外踝前下方，趾长伸肌腱外侧凹陷中，左右各有一穴。

【主治】

主治外踝肿痛、下肢痿痹、颈项痛、胸胁痛、腋下肿、呕吐、吞酸等。

【做法】

以大拇指按压30秒，连续按压5次以上，或握空拳以拳头下缘肌肉敲打数分钟。左右穴都做。

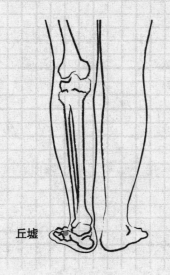

丘墟

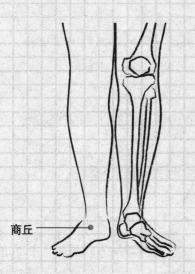

商丘

商丘穴

【说明】

出自《灵枢》本输篇，属足太阴脾经。商丘，商者肺音也，丘者土丘也，土丘有宝土聚而生金之象，故而得名。

【位置】

位在足内踝前下方凹陷中，当舟骨结节与内踝连线之中点，左右各有一穴。

【主治】

主治足踝痛、腹胀、腹泻、便秘、肠鸣、遗尿、舌根僵痛、痔疾。

【做法】

以大拇指按压30秒，连续按压5次以上，或握空拳以拳头下缘肌肉敲打数分钟。左右穴都做。

解溪穴

【说明】

出自《灵枢》本输篇，属足阳明胃经，本穴位于足背踝关节横纹中央凹陷如溪流处，也当解鞋带之处，故名。

【位置】

位在足背与小腿交界处的足背踝关节横纹的中央凹陷处，约与外踝高点相平，左右各有一穴。

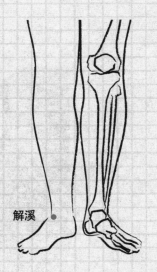

解溪

【主治】

主治下肢萎缩麻痹、踝关节痛、头痛、眩晕、腹胀、便秘、癫狂等。

【做法】

以大拇指按压30秒，连续按压5次以上，或握空拳以拳头下缘肌肉敲打数分钟。左右穴都做。

吴医师食疗 小贴士

多吃能润滑关节、补钙壮骨的苋菜小鱼，常喝葱花海带味噌汤，腰痛症状会有所改善。

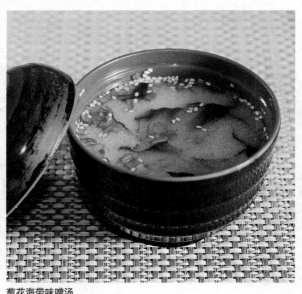

葱花海带味噌汤

养腰活腿，身体就轻松

第五节　脚趾麻木

感觉脚趾麻木时，宜按摩、敲打数分钟或针灸八风穴、束骨穴、公孙穴。

八风穴

【说明】

《针灸大成》指出："八风穴，在足五趾骨间，两足共八穴，故名八风。"

【位置】

在脚背上，趾缝端凹陷中，趾蹼缘的后方，左右各有四穴。

【主治】

主治脚踝扭伤红肿、脚气病、足背肿痛、脚趾痛等。

【做法】

以大拇指按压30秒，连续按压5次以上，或握空拳以拳头下缘肌肉敲打数分钟。左右穴都做。

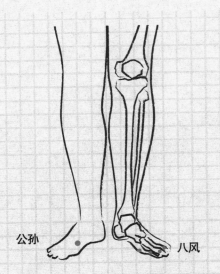
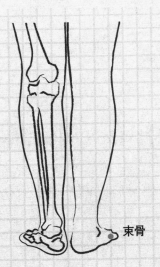

公孙　　　　　　　八风　　　　　　　　　　束骨

公孙穴

【说明】

出自《灵枢》经脉篇，属足太阴脾经。公孙表示由经之路可达孙络，四通八达，周行脏腑络脉，出于四肢。

【位置】

在第一跖骨基底的前下缘凹陷处，赤白肉际上约脚底内侧面中点前缘，左右各有一穴。

【主治】

主治脚痛、心痛、水肿、脚趾痛麻、胃痛、腹胀、腹泻、便秘、肠鸣。

【做法】

大约在脚底内侧三分之一凹陷处，以大拇指按压30秒，连续按压5次以上，或握空拳以拳头下缘肌肉敲打数分钟。左右穴都做。

束骨穴

【说明】

出自《灵枢》本输篇，属于足太阳膀胱经。足小指本节，古称束骨。本穴位于足小指外侧本节后，以骨取名，故而得名。

【位置】

位在第五跖骨小头后下方，赤白肉际，左右各有一穴。

【主治】

主治腰背和下肢后侧痛，头痛，脖子僵硬，目眩，癫狂。

【做法】

以大拇指按压30秒，连续按压5次以上，或握空拳以拳头下缘肌肉敲打数分钟。左右穴都做。

吴医师食疗 小贴士

多喝能强心增氧、打通末梢的人参茶、人参鸡汤、梅酒，腰痛症状就会有明显的改善。

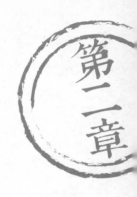

第二章

伤病引起的腿痛

第一节　风邪引起的腿痛

感受风邪为主，风性善窜，所以关节酸痛，游走不定，上下左右走窜疼痛，使关节运动不顺利，有时会恶寒发热。

若是风邪引起的腿疼，除了依照上述穴位治疗，还要再加上能活血养血的穴道：血海穴、膈俞穴。

血海穴

【说明】

出自《甲乙经》，属足太阴脾经。本穴是治血证的要穴，尤其能活血化瘀，改善化疗女子的血水淋漓不断、月经不调，能引血归经，好像导洪水入江海的要路，故而得名。

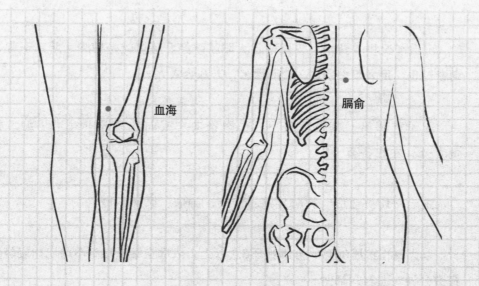

血海　　　膈俞

【位置】

在大腿内侧，当屈膝时，由髌骨内上缘上方二寸（约三指宽）处，股四头肌内侧头的隆起处，左右各有一穴。或患者屈膝，以手掌按在髌骨上，第二至五指向上伸直，拇指呈45°斜置，拇指尖下就是本穴。

【主治】

主治各种血液病，包括女子血崩漏下不止、月经不调、白带异常，以及肾病、两腿疮痒湿痛等。

【做法】

以大拇指按压30秒，连续按压5次以上，或握空拳以拳头下缘肌肉敲打数分钟。左右穴都做。

膈俞穴

【说明】

出自《灵枢》背俞篇，属于足太阳膀胱经。膈俞就是横膈之所系于背，俞者过也，足太阳之所过，故而得名，乃八会穴之一。

【位置】

位于背部第七胸椎棘突下，由脊椎向左或向右旁开一寸半（约二指宽）处，左右各有一穴。

【主治】

主治一切失血证、胸胁疼痛、疟疾、肿瘤、循环不良。

【做法】

以大拇指按压30秒，连续按压5次以上，或握空拳以拳头下缘肌肉轻轻敲打数分钟。左右穴都做。

吴医师食疗 小贴士

多吃能芳香健胃、去风邪的食物，如葱、蒜、九层塔、芹菜、香菜、洋葱。

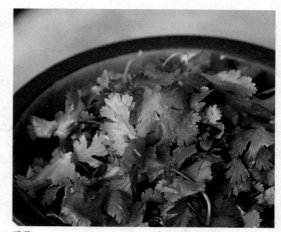

香菜

第二节　寒邪引起的腿痛

感受寒邪为主，寒性凝滞，造成关节或肢体剧烈疼痛，好像针刺一般，痛有定处，得到温暖就减缓，遇寒冷则更加厉害，局部不红不热，舌苔薄白，脉象多呈弦紧。

若是寒邪引起的，除了依照常规穴位治疗，再加上能温补元阳的穴道：关元穴、肾俞穴。

关元穴

【说明】

出自《素问》气穴论，属任脉。关是闭藏的意思，元指元阴、元阳之气。本穴应胞宫精室，为元阴、元阳的气闭藏之处，故名。

【位置】

在腹正中央线上，肚脐直下三寸（约四个大拇指宽，肚脐到耻骨的上3/5处），仅有一穴。

【主治】

主治阴证痼冷（内有久寒）、虚证、风寒、暑湿、水肿、心腹鼓胀、腹中积瘤。

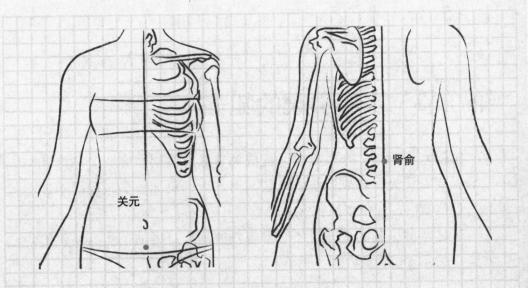

关元

肾俞

以大拇指按压30秒，连续按压5次以上，或握空拳以拳头下缘肌肉敲打数分钟。

肾俞穴

【说明】

出自《灵枢》背俞篇。属于足太阳膀胱经，这个穴位与肾脏相应，是肾的背俞穴。"俞"念shù，通"输"，意思是转输、运输、交通、传输的意思，是治疗肾腰病的要穴。

【位置】

位在腰部，当第二腰椎棘突下（肚脐正后方），向左或向右旁开一寸半（约二指宽）处，左右各有一穴。

【主治】

主治肾虚腰痛、遗精、阳痿、精冷无子、遗尿、耳鸣、耳聋、目昏、月经不调、白带。

【做法】

以大拇指按压30～60秒，松开，再重复几次，每日3～4次。或以掌心搓热敷数分钟。左右穴都做。

吴医师食疗 小贴士

多吃能补血强心、去寒邪的榴梿，多喝桂圆茶。由于这两样比较补，容易上火，吃完后散步一会儿为宜。

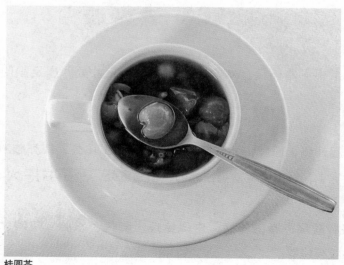

桂圆茶

第三节　湿邪引起的腿痛

感受湿邪为主，湿性重浊，所以关节酸痛，痛处多半固定不移，且肌肤麻木，肢体沉重，容易受到阴雨气候影响而加重。

若是湿邪引起的，除了依照上述穴位治疗，再加上能健脾化湿的穴道：足三里穴、商丘穴。

足三里穴

【说明】

出自《灵枢》本输篇。本穴位于外膝眼下三寸处，属足阳明胃经，故名。

【位置】

位在小腿外侧，屈膝，外膝凹至外踝尖连线3/16处，即外膝凹处往下三寸（约四指宽），再由胫骨前缘往外的一横指宽处，左右各有一穴。

【主治】

主治膝胫酸痛、腰酸背痛、中风瘫痪、脚气、水肿、气喘、咳嗽、失眠、消化系统疾病等。

【做法】

以大拇指按压30秒，连续按压5次以上，或握空拳以拳头下缘肌肉敲打数分钟。左右穴都做。

商丘穴

【说明】

出自《灵枢》本输篇，属足太阴脾经。商丘，商者肺音也，丘者土丘也，土丘有宝土聚而生金之象，肺曜于此，故而得名。

【位置】

位在足内踝前下方凹陷中，当舟骨结节与内踝连线之中点，左右各有一穴。

【主治】

主治足踝痛、腹胀、腹泻、便秘、肠鸣、遗尿、舌根僵痛、痔疾等。

【做法】

以大拇指按压30秒，连续按压5次以上，或握空拳以拳头下缘肌肉敲打数分钟。左右穴都做。

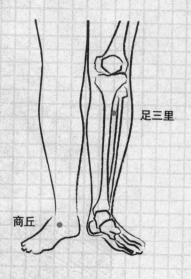

足三里

商丘

吴医师食疗 小贴士

多吃能健脾利湿、去湿邪的茯苓糕以及不冰的红豆燕麦粥（或浆）。

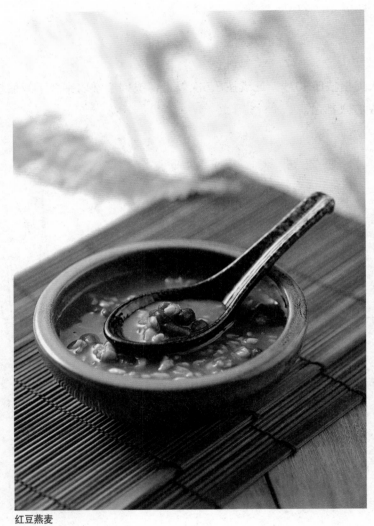

红豆燕麦

第四节　热邪引起的腿痛

发病较为剧烈，关节疼痛，局部红肿变形，痛不可摸，运动受限，兼有发热、口渴。

若是热邪引起的腿疼，除了依照上述穴位治疗，再加上清热消炎的穴道，如曲池穴、大椎穴。

曲池穴

【说明】

出自《灵枢》本输篇，属手阳明大肠经。因为经气流注似水汇入池中，以及取穴时，屈曲手肘，穴在凹陷处看起来像是池子，故而得名。

【位置】

在手肘外侧，屈肘，当肘横纹外端凹陷处，为尺泽穴与肱骨外上髁连线之中点，左右各有一穴。

【主治】

主治中风、手挛筋急、麻痹疼痛、一切疟疾（先发冷，后发热）等。

【做法】

以大拇指按压30秒，连续按压5次以上，或握空拳以拳头下缘肌肉敲打数分钟。左右穴都做。

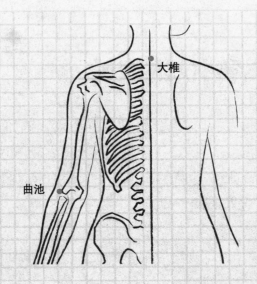

大椎

曲池

大椎穴

【说明】

出自《素问》气府论，属督脉。大椎穴在第一胸椎之上凹陷处，平肩取之。为颈后平肩第一大椎骨，从大椎而下，依次类推，故而得名。

【位置】

在第七颈椎棘突下，约与肩齐平，仅有一穴。

【主治】

主治背部紧痛、脊椎疾病、发热、颈项僵硬疼痛、癫痫、咳嗽、气喘、疟疾等。

【做法】

以大拇指按压30秒，连续按压5次以上，或以掌心搓热敷大椎穴数分钟。

吴医师食疗 小贴士

多喝能清热解毒、去热邪的无糖菊花茶及绿豆薏仁汤。

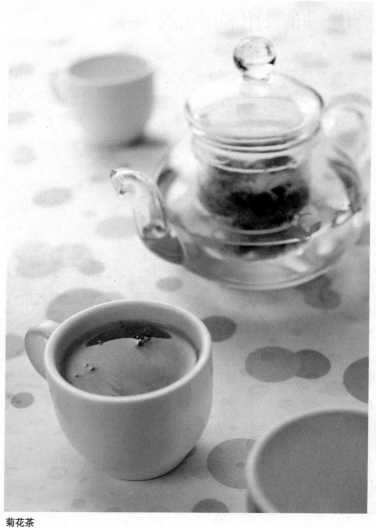
菊花茶

第五节　脚踝扭伤肿胀

女性穿着高跟鞋上班、学生打篮球足球等，很容易扭伤脚踝，严重时一整个星期都无法顺利行走，非常不方便。本病应在厉兑穴、足窍阴穴做按摩或针灸。

厉兑穴

【说明】

出自《灵枢》本输经，属足阳明胃经。命名有三：一是，厉指岸边危险之处；兑，穴的意思，比喻穴居足趾端。二是，厉指天地间的厉气；兑，实现的意思。表示厉气充现于络，以驾驭天地时行的疫疬。三是，厉指土、不美；兑为口、通的意思。足阳明胃经属土，其脉挟口环唇。因为主治口噤（牙关紧闭，口不能开）、口僻（口眼㖞斜、颜面麻痹）等症而得名。

【位置】

在第二趾甲角后一分许，左右各一穴。

【主治】

主治发炎、发热、鼻衄、面肿、齿痛、腹胀、多梦、口眼㖞斜、喉炎、癫狂、足胫寒冷、脚肿等。

【做法】

以大拇指按压30秒，连续按压5次以上。左右穴都做。

足窍阴穴

【说明】

出自《灵枢》本输篇，属于足少阳胆经。窍阴是指从阳交于阴。

【位置】

在第四趾末节外侧，距趾甲角一分（0.1寸）处，左右各一穴。

【主治】

主治发炎、发热、偏头痛、耳鸣、耳聋、目痛、多梦、脚肿。

【做法】

以大拇指按压30秒，连续按压5次以上。左右穴都做。

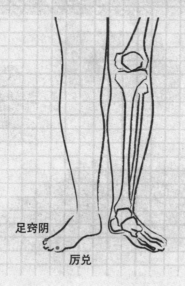

足窍阴

厉兑

吴医师食疗 小贴士

多喝能滑顺关节、活血化瘀的海带芽汤，常吃海苔饭、红烧海参，症状可有所缓解。

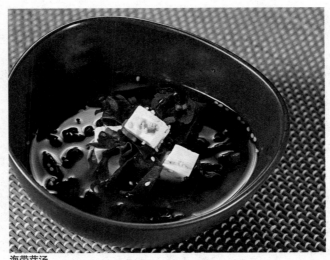

海带芽汤

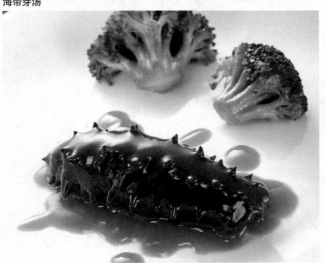

红烧海参

养腰活腿，身体就轻松

第六节　起床足跟痛

如果您早上醒来下床时，突然一阵跟跄，觉得足跟一碰到地就莫名其妙的痛，但是活动一下好像又没事了；或者足跟经常隐隐作痛，可是又没扭到脚踝，那么可能是肾虚引起的。传统医学认为，由于肾脏的经络由足底经由足内踝，沿着小腿、大腿内侧上达肾脏和膀胱，所以肾虚时常会足跟痛。

我们可以常常用手指头掐自己鼻尖上的素髎穴、两手内侧腕横纹中点的大陵穴，慢慢足跟就不会再痛了。

素髎穴

【说明】

出自《甲乙经》，属于督脉。髎与窍同是空穴的意思。穴为鼻柱端的空穴，因肺开窍于鼻，其色白，素就是白色，所以称为素髎穴。

【位置】

位于鼻尖正中，仅有一穴。

【主治】

主治昏厥、鼻塞、鼻衄、鼻炎、酒糟鼻、足跟痛等。

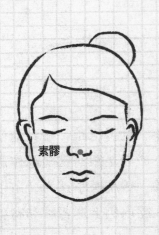

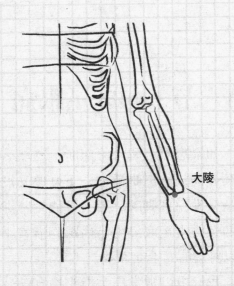

素髎

大陵

【做法】

以大拇指按压30秒，连续按压5次以上。

大陵穴

【说明】

出自《灵枢》九针十二原篇，属手厥阴心包经。本穴位于掌根隆起的地方，犹如丘陵立起来的样子，故而得名。

【位置】

在腕弯曲时出现的横纹中央，掌长肌腱与桡侧腕屈肌腱之间，左右各一穴。

【主治】

主治足跟痛、发炎、心脏疾病、胃痛、呕吐、发热、烦躁、癫狂、痫症、肘臂痉挛疼痛。

以大拇指按压30秒，连续按压5次以上。

吴医师食疗 小贴士

多吃能芳香健胃、去风邪的热姜汁黑豆花，多喝能暖胃益血、灵活关节的甜酒酿蛋花汤（可加些枸杞、红枣、桂圆或汤圆），不适症状就会有明显的改善。

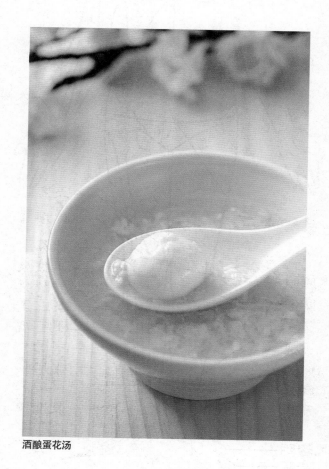

酒酿蛋花汤

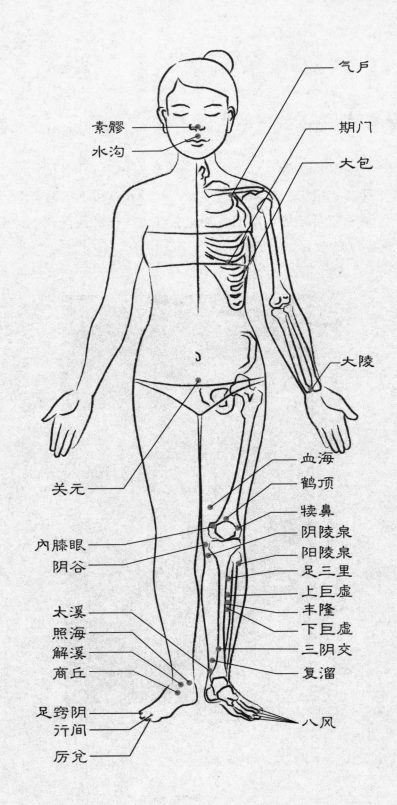

附录 全书穴位图 (一)

素髎
水沟

气户
期门
大包

大陵

血海
鹤顶
犊鼻
阴陵泉
阳陵泉
足三里
上巨虚
丰隆
下巨虚
三阴交
复溜

关元

內膝眼
阴谷

太溪
照海
解溪
商丘

足窍阴
行间
厉兑

八风

附录 全书穴位图（二）

大椎
风门
膈俞
肾俞
志室
大肠俞
关元俞
腰眼
腰俞
下髎
曲池
命门
腰阳关
腰痛点
殷门
委中
委阳
承筋
承山
飞扬
阳交
(悬钟)绝骨
丘墟
申脉
涌泉
昆仑
金门
束骨

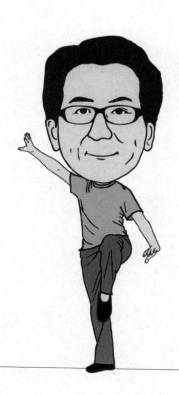